DES

DIFFÉRENTES TERMINAISONS

ET DU TRAITEMENT

DE LA CONJONCTIVITE DIPHTHÉRITIQUE

PAR

HIPPOLYTE CHEVREL

DOCTEUR EN MÉDECINE DE LA FACULTÉ DE PARIS.

PARIS

IMPRIMERIE DE V. GOUPY ET JOURDAN

71, RUE DE RENNES, 71

—

1879

DIFFÉRENTES TERMINAISONS

ET DU TRAITEMENT

DE LA CONJONCTIVITE DIPHTHÉRITIQUE

PARIS. — IMP. V. GOUPY ET JOURDAN, RUE DE RENNES, 71.

DES

DIFFÉRENTES TERMINAISONS

ET DU TRAITEMENT

DE LA CONJONCTIVITE DIPHTHÉRITIQUE

PAR

HIPPOLYTE CHEVREL

DOCTEUR EN MÉDECINE DE LA FACULTÉ DE PARIS.

PARIS

IMPRIMERIE DE V. GOUPY ET JOURDAN

71, RUE DE RENNES, 71

—

1879

A LA MÉMOIRE DE MA MÈRE

A MON GRAND'ONCLE V. BRIENS

A MON PÈRE

A MA SŒUR

A MES FRÈRES

A MES PARENTS

A MES AMIS

A MON PRÉSIDENT DE THÈSE

M. le Professeur GUYON

DES

DIFFÉRENTES TERMINAISONS

ET DU TRAITEMENT

DE LA CONJONCTIVITE DIPHTHÉRITIQUE

CHAPITRE PREMIER.

INTRODUCTION

L'idée de ce travail nous est venue en Bretagne, en août 1878. Nous avions eu l'occasion d'observer dans la clientèle d'un de nos amis, une conjonctivite diphthéritique qui avait amené la mort sans avoir déterminé aucune autre manifestation locale.

Cette année, également, nous avons pu voir dans le service de M. le docteur Gueniot, à l'hospice des Enfants-Assistés, trois enfants atteints de conjonctivite diphthéritique. Dans ces trois cas, les malades guérirent, il est vrai, mais au prix de désordres considérables du côté de la vue.

Frappé de ces résultats funestes, que la thérapeutique avait été impuissante à conjurer, nous résolûmes de rechercher s'il en était toujours ainsi et d'étudier, en réunissant les observations éparses dans les recueils périodiques, les différents modes de terminaison de cette redoutable ophthalmie, et le meilleur traitement à instituer contre elle.

Une autre considération nous a décidé à traiter ce sujet. Un de nos amis a publié dernièrement dans le journal de la Société de médecine de la Haute-Vienne, un article intéressant sur les effets de l'abrasion partielle de la conjonctive dans les abcès graves de la périphérie de la cornée. Nous nous proposons de démontrer que ce traitement trouvera ici l'une de ses plus belles applications.

Les observations de conjonctivite diphthéritique ne sont pas aussi nombreuses que pourrait le faire penser la fréquence de cette affection. Nous avons pu néanmoins en réunir un nombre assez considérable, parmi lesquelles s'en trouvent qui sont des plus intéressantes.

Si notre thèse inaugurale n'a pas le mérite d'être une œuvre absolument originale, elle n'en a pas moins nécessité de notre part des recherches consciencieuses et c'est à ce titre que nous sollicitons toute la bienveillance de nos juges.

Dès le début de ce travail, nous avons été arrêté par la difficulté de savoir ce qu'il fallait entendre sous le nom de conjonctivite diphthéritique. Les auteurs, en effet, sont loin de s'accorder sur ce sujet.

Pour Chassaignac, la conjonctivite est diphthéritique toutes les fois qu'à la surface de la muqueuse oculaire enflammée, il se développe une fausse membrane. Cet auteur a été évidemment trop loin. Il s'en faut de beaucoup que toute fausse membrane observée sur la conjonctive implique toujours l'idée de diphthérie, dans le sens où l'entendait Trousseau. Des exsudats fibrineux purement inflammatoires, sans aucun caractère spécifique, peuvent très-bien se montrer sur la conjonctive enflammée, comme partout ailleurs.

On voit parfois des conjonctivites phlegmoneuses intenses, non diphthéritiques, s'accompagner de fausse membrane albumino-fibrineuses, mais si on essaie d'enlever ces fausses membranes, on les détache très-aisément et, caractère des plus importants, on trouve au-dessous la conjonctive rouge et vascularisée. De même les fausses membranes lamelliformes que Chassaignac avait décrites dans l'ophthalmie pseudo-membraneuse des nouveau-nés n'ont aucun rapport avec les fausses membranes diphthéritiques proprement dites, cela ressort de la description même donnée par Chassaignac. « Si l'on dirige, dit-il, un courant d'eau sur la conjonctive, le premier effet de la douche est de balayer les matières purulentes ou mucoso-purulentes. Ce lavage une fois accompli, si l'on continue l'action de la douche, on s'aperçoit qu'il reste sur la conjonctive une toile fine transparente, dont l'irrigation commence à détacher les bords. Prolongez encore l'action du courant d'eau, et la membrane, d'abord demi-transparente, devient opaque et d'autant plus épaisse que la douche est plus prolongée. Après dix à douze minutes, on parvient ainsi, *par la seule action de l'eau, à détacher la pseudo-membrane* (1). »

Ce peu d'adhérence, cette facilité même de la pseudo-membrane à se détacher, la distingue entièrement de la

1. De l'ophthalmie pseudo-membraneuse des nouveau-nés.

fausse membrane de la conjonctivite diphthéritique. Cette dernière est résistante, adhérente, car il ne s'agit plus ici d'une concrétion superficielle, mais bien d'une infiltration de fibrine coagulable dans l'épaisseur même de la conjonctive.

Cette distinction capitale, qui rétrécit de beaucoup le champ de l'ophthalmie diphthéritique, a été nettement posée par Wecker, Sichel, Follin, Warlomont, etc.

Pour ces auteurs, et c'est l'opinion à laquelle nous nous rattacherons, on ne doit donner le nom de diphthéritique qu'à une conjonctivite spéciale, manifestation locale de la maladie générale appelée en France diphthérie, et caractérisée par l'apparition sur la muqueuse oculaire, de fausses membranes adhérentes, parfaitement semblables à celles que l'on rencontre, en d'autres circonstances, sur la muqueuse du pharynx ou de l'arbre respiratoire.

C'est là la vraie conjonctivite diphthéritique ayant une origine, une symptomatologie, une marche toute spéciale, affection beaucoup plus grave encore que l'ophthalmie purulente, par les désordres souvent irrémédiables qu'elle entraîne à sa suite.

Ce qui la caractérise anatomiquement, c'est la production d'un épanchement fibrineux dans l'épaisseur même de la muqueuse. Dans certains cas, il existe en même temps des fausses membranes à la surface de la conjonctive, mais c'est rare, et alors elles sont concrètes et plus particulièrement résistantes. On peut bien les détacher par lambeaux, mais en même temps on enlève l'épithélium et on trouve au-dessous la muqueuse infiltrée par l'exsudat fibrineux interstitiel.

A côté de cette manière de voir exclusive d'après laquelle la conjonctivite diphthéritique est toujours la manifestation locale de la diphthérie, nous devons signaler l'opinion mixte de MM. Gosselin et Lannelongue. Suivant ces auteurs, on a confondu sous le nom de diphthéritique deux conjonctivites absolument différentes : d'une part, l'ophthalmie diphthéritique proprement dite, celle qu'on peut voir dans les épidémies de croup ou d'angine couenneuse, par exemple, et qui s'accompagne de phénomènes généraux d'intoxication ; d'autre part, une conjonctivite phlegmoneuse spéciale, non toxique, affection purement et toujours locale, et donnant lieu à des exsudats inflammatoires interstitiels de couleur jaunâtre, lesquels entraînent à leur suite les mêmes désordres que la conjonctivite diphthéritique la plus franche. C'est ce qu'ils nomment « *la conjonctivite phlegmoneuse diffuse, diphthéritique de certains auteurs.* »

Pour Gosselin et Lannelongue, la grande épidémie de Berlin, 1853, si magistralement décrite par de Græfe, devrait être considéré comme une épidémie de conjonctive phlegmoneuse diffuse.

Il nous semble que ces auteurs ont été trop loin en refusant de reconnaître à l'épidémie de Berlin le caractère de la diphthérie. La grande mortalité des malades (deux cinquièmes environ) et l'extension de plaques couenneuses à d'autres muqueuses dénotent assez que ce n'était pas à une maladie locale que l'on avait affaire.

N'ayant pas de données suffisantes par nous-même pour résoudre cette question difficile, nous aimons mieux nous rallier à l'opinion de la majorité des auteurs qui ont écrit sur la matière et dire avec Follin et Duplay : « On peut donc dire, jusqu'à nouvel ordre, que, s'il existe deux maladies distinctes, caractérisées par exsudat pseudo-membraneux, leur marche et leurs symptômes présentent assez peu de différences pour qu'on puisse les confondre dans une même description ; les indications thérapeutiques sont d'ailleurs absolument les mêmes. »

CHAPITRE II.

SYMPTOMES

Avant d'étudier les différentes terminaisons de la conjonctivite diphthéritique, il est absolument nécessaire de passer rapidement en revue les symptômes et la marche de cette affection, car ils ont trop d'influence sur la terminaison pour que nous puissions les passer sans nuire à la clarté de notre sujet.

Avec les auteurs classiques, on distingue dans l'ophthalmie diphthéritique trois périodes distinctes.

PREMIÈRE PÉRIODE.

Stade diphthéritique ou d'infiltration, d'exsudation.

Tantôt le début se fait insidieusement avec l'apparence d'une affection oculaire légère, tantôt il est net, franc, rapide, l'œil est en danger au bout de quelques heures seulement.

Le malade éprouve des douleurs, d'abord obscures, puis bientôt violentes, lancinantes, avec sensation de brûlure oculaire intense et irradiation périorbitaires. — Quelquefois elles n'existent que lorsqu'on vient à presser sur le globe oculaire. Mais le plus souvent elles sont spontanées et deviennent si violentes quand on veut retourner les paupières, qu'on peut être obligé de recourir aux anesthésiques (Giraldès).

De la rougeur apparaît sur le bord libre des paupières et envahit plus ou moins les voiles palpébraux qui deviennent rouges, violacés, quelquefois cyanosés livides.

En même temps, apparaît le gonflement, parfois énorme, toujours remarquable par sa dureté, et donnant au palper une sensation caractéristique. — Les paupières sont gonflées, luisantes, dures, rigides, et non œdémateuses comme dans la conjonctivite phelgmoneuse. — Elles sont brûlantes à la main et le thermomètre y accuse une élévation de température. C'est à la paupière supérieure que ces phénomènes sont les plus manifestes : écartée du globe, elle pend au devant de l'œil et il est impossible de la relever. La paupière inférieure offre souvent des excoriations recouvertes des fausses membranes diphthéritiques.

Lorsqu'on est parvenu à retourner la paupière, ce qui est toujours difficile surtout pour l'inférieure, on constate que la conjonctive est épaissie, indurée, jaunâtre, luisante, lisse et polie : les saillies papillaires ont même disparu. Elle a la consistance rigide du cuir, et cependant elle est cassante ; on peut l'inciser sans qu'il s'écoule une goutte de sang, car les artères et veines sont anémiées, comprimées par l'exsudat. Il n'y a pas de vaisseaux visibles ou du moins on n'en voit qu'un petit nombre qui, après un court trajet superficiel, se perdent immédiatement dans la profondeur de la muqueuse.

Cet état lardacé se montre d'abord sur la muqueuse palpébrale, soit par points isolés, soit sur toute son étendue. — Dans certains cas, il reste limité à cette portion de la conjonctive, mais le plus souvent la muqueuse bulbaire qui jusque-là était restée saine ou bien était devenue rouge vasculaire, est prise à son tour. Elle s'infiltre d'un exsudat jaunâtre qui enchâsse la cornée. — Si on pratique des scarifications sur ce chemosis, on ne les voit pas donner lieu à un écoulement séreux, puis s'affaiser ; on s'aperçoit au contraire qu'il est formé par une masse jaunâtre, gélatineuse.

Parfois on distingue un très-grand nombre de petites taches ecchymotiques sur les muqueuses palpébrale et bulbaire.

La conjonctive ainsi altérée est remarquable par sa sécheresse. Il est rare en effet de voir la sécrétion lacrymale exagérée, le plus souvent il n'existe qu'un faible écoulement d'un liquide séreux grisâtre, floconneux, doué de propriétés âcres et irritantes qui détermine dans le sillon naso-palpébral une traînée rouge souvent excoriée. — Ce liquide examiné au microscope renferme quelques globules purulents, des débris d'épithélium, de petits flocons de fibrine et de fausses membranes.

Dès les premières heures de la maladie, la cornée commence déjà à se troubler, elle devient opaline et laisse voir l'iris avec moins de netteté. Quelques jours plus tard la perte de transparence s'accentue en un point qui devient gris-jaunâtre et s'ulcère. Cinq à six jours après l'infiltration se généralise à toute la cornée qui se perfore ou se nécrose en masse. L'œil se vide soit tout d'un coup, soit, le plus souvent, peu à peu, et ce phénomène coïncide généralement avec une notable détente dans l'intensité des symptômes. Dans les cas très-graves, la perforation de l'œil s'accomplit avec une rapidité foudroyante.

Il est rare que la cornée reste saine, cela s'observe néanmoins lorsque l'exsudat reste limité aux paupières. Cette forme, beaucoup moins dangereuse, s'accompagne également de symptômes moins intenses.

A cette période les signes géneraux sont des plus marqués : fièvre vive, pouls petit, misérable, peau sèche, parfois état ataxique ou adynamique.

Au bout d'un temps qui varie beaucoup, huit à dix jours environ, la maladie passe à la seconde période. Celle-ci arrive, d'autant plus vite, que l'infiltration fibrineuse est moins abondante et plus superficielle.

DEUXIÈME PÉRIODE.

Stade d'élimination, de résorption de l'exsudat, de suppuration.

Ce qui caractérise cette période, c'est la disparition des fausses membranes. Cette disparition se fait en général par un travail *de destruction moléculaire insensible* ou peut-être de résorption. Quoi qu'il en soit elle a lieu d'abord sur la conjonctive bulbaire, puis sur les culs-de-sac, et enfin sur la muqueuse palpébrale. Là, elle ne se fait pas d'une manière égale partout : elle procède par places, laissant ça et là des îlots diphthéritiques dont la disparition aura lieu plus tard. A mesure que les fausses membranes disparaissent et aux endroits où elles ont disparu, on voit la conjonctive changer d'aspect. Elle redevient œdémateuse, laisse transsuder de la sérosité, ce qui lui donne un aspect miroitant; puis se vascularise peu à peu et sa coloration passe au rouge franc. Elle s'épaissit, devient turgescente, se recouvre de bourgeons charnus, rouges, saignants. La sécrétion oculaire augmente graduellement, en même temps que la rigidité des paupières diminue. L'écoulement du début change d'aspect et devient franchement purulent. Cette suppuration (Période blennorrhoïque de Grœfe) ne tarde pas à être si abondante que si on n'avait pas la marche de l'affection pour se guider, on ne pourrait pas reconnaître la conjonctivite diphthérique d'une conjonctivite purulente.

Cette période dure de dix à quinze jours.

TROISIÈME PÉRIODE

Stade de rétraction ou de cicatrisation, de rétrécissement cicatriciel de la conjonctive.

Les bourgeons charnus continuent à sécréter du pus, mais il est moins abondant et se tarit peu à peu. Il se passe les mêmes phénomènes que dans une plaie qui suppure. La conjonctive bulbaire qui généralement a été moins fortement touchée est la première à redevenir normale, mais sur la muqueuse palpébrale il n'en est pas ainsi : les bourgeons charnus se transforment en tissu cicatriciel rétractile et la rétraction est proportionnelle à l'intensité et la profondeur de l'exsudat diphthéritique. C'est alors qu'on voit se produire des ectropions, des adherences entre les paupières et le globe de l'œil, etc...

Cette période de réparation est de beaucoup la plus longue des trois, elle peut atteindre un ou plusieurs mois.

La guérison complète, absolue de la conjonctivite diphthéritique est exceptionnelle, presque jamais la cornée n'est épargnée et sa destruction est malheureusement chose trop commune. Ce n'est pas tout, la mort peut survenir dans le cours de l'ophthalmie diphthéritique, surtout lorsqu'elle est secondaire.

CHAPITRE III

TERMINAISON

En prenant pour base la façon plus ou moins grave dont la conjonctivite se termine, on peut donc adopter la division suivante :

§ I. *Terminaison par la mort.*

§ II. *Guérison avec lésions plus ou moins graves de l'œil.*

§ III. *Guérison complète.*

§ I. TERMINAISON PAR LA MORT

Le Dr Sichel sur 93 malades observés par lui en a perdu 31 par le fait de complications générales et sur les 62 sujets qui n'ont pas succombé, 6 seulement ont guéri complétement, les 6 autres ont conservé soit un leucome adhérent, soit des taies de la cornée, soit une hernie de l'iris.

Dans certaines circonstances, la mortalité est encore plus considérable, sur 5 sujets observés par Gibert (*Archives générales de Médecine*, 1857) 4 sont morts, 3 par complications générales, 1 par l'intensité des lésions que la diphthérie avait causées dans l'œil.

Sanné, dans son traité de la diphthérie, publie une statistique encore plus effrayante : sur 20 cas, 19 fois l'infection diphthérique a causé la mort. Il est vrai de dire que les malades vus par Gibert et Sanné étaient presque tous atteints de diphthérie secondaire à une fièvre éruptive.

Il faut, en effet, tenir un grand compte de l'état général du sujet et des maladies antérieures. Il n'y a pas de comparaison à établir au point de vue de la gravité entre la diphthérie oculaire primitive et celle qui se montre à la suite de la rougeole, de la scarlatine, de la coqueluche.

C'est ce qui peut expliquer la différence qui existe entre les statistiques précédemment citées et celle de de Græfe. Ce dernier médecin sur 40 enfants atteints de conjonctivite diphthéritique n'a observé que 4 ou 5 fois la mort, causée soit par une pneumonie, soit par le croup (3 fois).

Il ne faudrait pas croire néanmoins que la conjonctivite diphthéritique secondaire aux fièvres éruptives soit fatalement mortelle. Nous rapportons ci-dessous une observation des plus intéressantes qui confirme cette proposition.

Observation I. — *Thèse de Peter.*

L.... (Louis), âgé de 3 ans, entre le 13 janvier dans le service de de M. Gilletti, salle Saint-Louis, n° 3.

Cet enfant a présenté les symptômes de la diphthérite dans la convalescence d'une rougeole, huit jours après la mort de sa sœur qui avait succombé à une angine couenneuse survenue également dans la convalescence d'une rougeole.

A l'entrée du malade, on constate l'état suivant :

Aspect hideux de la face : les paupières sont boursouflées,

tendues, luisantes et closes, comme par le fait d'une ophthalmie purulente, et il s'en écoule un liquide séro-purulent : le nez est déformé par la tuméfaction. Les narines sont rouges, luisantes aussi, obstruées en partie par du mucus concret et il en découle continuellement un stillicidium sero muqueux, qui par son âcreté a rougi et excorié la lèvre supérieure.

La conjonctive palpébrale est tapissée par une couenne épaisse blanc-grisâtre au-dessous de laquelle la muqueuse est très-rouge. La tuméfaction et le spasme des paupières s'opposent à ce qu'on aperçoive les globules oculaires.

Il n'y a pas d'angine couenneuse.

Pâleur, anorexie, soif, fièvre modérée, abattement, mais cris désespérés et résistance quand on veut examiner le malade.

On cautérise les paupières au nitrate d'argent, et on les lave à grande eau toutes les heures ; trois fois par jour on injecte dans les narines une solution très-étendue de tannin,

Vin de quinquina, de Bordeaux. — Potages.

Le 14, l'état local et l'état général restent sensiblement les mêmes.

On continue le traitement mais sans cautériser de nouveau les paupières.

Les 15 et 16, amélioration ; les paupières sont moins gonflées et le larmoiement est moindre ; les narines coulent également moins.

On cesse les injections de tannin, on n'emploie plus que les lavages à grande eau pour le nez et les yeux.

Le 17, amélioration remarquable : les paupières qui étaient boursouflées, au point de faire craindre la complication d'une ophthalmie purulente, sont dégonflées, et laissent voir, contre toute attente, les yeux parfaitement nets ; le nez est moins tuméfié, la pâleur moindre, la gaieté revenue.

Il n'y a toujours pas d'angine couenneuse.

Le 20, l'amélioration continue.

Le 22, la guérison est à peu près certaine. Les paupières encore un peu tuméfiées sont largement ouvertes. Les yeux sont intacts, le nez a cessé de couler, les couleurs et la santé sont en partie revenus. L'appétit vif.

Le 25, guérison complète.

Causes de la mort. — Quant aux causes mêmes de la mort, elles sont multiples. Le plus souvent la mort est due à la maladie générale dont la conjonctivite n'était que la manifestation localisée. Le malade meurt avec tous les signes d'une diphthérie infectieuse. Reportons-nous à la statistique du docteur Sichel, où sur 93 cas, 31 fois l'apparition de complications générales a été suivie de terminaison mortelle. Dans ce cas, des localisations diphthéritiques de toute espèce coïncident avec la conjonctivite (Wecker, Sanné, Sichel). Des fausses membranes se montrent dans le pharynx, sur la muqueuse des voies aériennes, très-souvent sur la pituitaire (Sanné), et enfin sur la peau. Mackenzie signale la coïncidence très-fréquente de la conjontivite diphthéritique avec des inflammations de la peau de même nature, aux ouvertures du nez, aux angles de la bouche, ou sur des points où avaient été appliqués antérieurement des vésicatoires.

L'infection diphthéritique apparaît généralement à la période d'état de la conjonctivite ; cependant Sanné l'a vu survenir dès les premiers jours, avant la perforation et la fonte purulente de l'œil. Et même dans un cas l'infection diphthéritique s'est montrée à cet observateur, alors que l'œil était presque guéri.

Quand la diphthérie se généralise, la mort arrive presque toujours ; cependant il peut y avoir exceptionnellement guérison, les deux observations suivantes en sont des exemples remarquables.

Obs. II. — *Personnelle.*

Fauque, Marie Augustine, née le 6 septembre 1873, entre le 16 mai 1879 à l'infirmerie des Enfants-Assistés, service de M. le docteur Guéniot, pour une conjonctivite catarrhale. Celle-ci n'était que le prodrôme d'une rougeole qui apparaît le lendemain 17. On la fait passer dans les salles de médecine.

Pendant sa convalescence elle est atteinte d'une conjonctivite diphthéritique bioculaire qui nécessite de nouveau son passage en chirurgie. Cette conjonctivite peu intense au début, devint bientôt assez grave, surtout à gauche. L'œil de ce côté se vida complétement, tandis qu'à droite, la cornée fut simplement atteinte d'opacité. Pendant ce temps l'enfant fut prise une seconde fois de rougeole. Vers la fin de cette récidive, lorsque les yeux commençaient à mieux aller, les fausses membranes diphthéritiques envahirent le pharynx, la cavité buccale, y compris la face postérieure des lèvres où elles persistèrent longtemps. La malade guérit néanmoins, les fausses membranes disparurent, mais en laissant sur la face muqueuse de la lèvre inférieure une ulcération suppurante, suivie d'une cicatrice déprimée très-visible.

Le 13 juillet, l'œil droit est presque guéri. La conjonctive palpébrale en haut et en bas est légèrement tuméfiée. La conjonctive bulbaire est encore assez fortement injectée. La cornée offre une teinte opaline dans toute son étendue, sans ulcérations et à travers elle on aperçoit l'iris déformé, épaissi. L'enfant distingue encore grossièrement les objets.

L'œil gauche est presque vide, réduit à un moignon avec des plis froncés qui convergent vers la cornée. Celle-ci déformée présente une figure quadrilatère, dont chaque côté a 4 mm. environ. Elle est opaque et vasculaire.

Le 19 juillet, œil droit guéri, mais incomplétement. La cornée offre en effet une zone périphérique circulaire opaque et une tache centrale grisâtre. La malade distingue les objets.

Quant à l'œil gauche, il est complétement perdu et offre le même aspect que précédemment.

OBS. III. — WARLOMONT, *Annales d'oculistique*, 1861, p. 47.

Le nommé B...., âgé de 30 ans, de Court-Saint-Etienne, préposé des douanes à Bruxelles, se présente à la consultation de l'Institut ophthalmique de Bruxelles le 18 mai, atteint de l'affection que nous allons décrire. Il déclare qu'il a commencé à avoir mal aux yeux le 12, mais que son mal s'est borné jusqu'au 15 à une légère rougeur et à la sensation de gravier entre les paupières; qu'à cette date, après une nuit de garde, une abondante suppuration s'est établie, accompagnée d'une rougeur très-vive des globes, d'un gonflement considérable des paupières et d'une douleur cuisante dans les deux organes; que ces symptômes n'ont fait que s'accroître depuis cet instant, mais qu'il n'a rien fait pour les combattre que des lotions d'eau fraîche, et qu'il a eu bien soin de ne pas réclamer les secours de l'art, l'œil étant une chose si délicate ! raisonnement connu et répandu dans nos contrées.

A la visite du 18, où le malade s'est enfin décidé à se présenter, sollicité par la douleur et par une altération sensible de la vision qui commence, dit-il, à se manifester, nous le trouvons dans l'état suivant : Les quatre paupières sont fortement gonflées, rouges et comme érysipélateuses ; elles laissent échapper d'entre elles quelques gouttes d'une mucosité purulente jaunâtre, épaisse, qui se concrète assez vite quand on ne l'enlève pas. Elles n'opposent ni rigidité, ni dureté anormales ; la pression n'y détermine qu'une douleur légère, très-supportable ; elles sont néanmoins très-épaissies, gorgées de sucs, mais se laissent abaisser et retourner avec facilité et sans qu'il en résulte de souffrances. La face interne des quatre paupières est vivement congestionnée, surtout dans les culs-de-sac ; de nombreux vaisseaux sinueux, rouges et engorgés la recouvrent ; de petites ecchymoses d'un rouge-jaunâtre se font remarquer dans les intervalles de ces derniers ; un filet muco-purulent assez épais occupe le fond des sillons oculo-palpébraux.

Tout le long du bord antérieur de la face conjonctivale des quatre paupières et parallèlement à ce bord, on observe une sorte de ruban, d'un gris jaunâtre, comme lardacé, d'une ligne de largeur environ, adhérent intimement à la muqueuse. Il est constitué par une fausse membrane d'aspect gris-jaunâtre et fibrineux, lisse, unie, dépourvue de toute trace de vaisseaux, molle, infiltrée de liquide muqueux et très-difficile à détacher de la conjonctive, dont on ne peut la séparer qu'au prix d'une douleur très-vive et d'un écoulement abondant de sang ; la surface sous-jacente est alors rouge et inégale. Ce produit anormal ne saurait mieux se comparer qu'aux formations plastiques du croup et de l'angine couenneuse. La conjonctive bulbaire offre les mêmes caractères ; indépendamment de l'injection que nous venons de décrire, on y remarque, à chaque œil, entre la cornée et l'angle externe, une large plaque d'exsudation semblable à celle qui occupe les paupières, adhérant comme elles aux tissus sous-jacents, et offrant tous le même aspect. A côté de cela, la cornée est dans le plus parfait état ; quand l'œil est débarrassé des mucosités qui l'encombrent, la vue est nette et parfaitement normale. C'est donc à tort que le malade se plaint de l'altération de la vision. Une vive sensation de chaleur et de sentiment de corps étrangers, situés entre la paupière, le tourmentent beaucoup et le privent de repos et de sommeil.

Prescription. — Fomentations continuelles avec la décoction ci-après : Borax, deux gros, extrait de jusquiame, un gros ; chlorate de potasse, un gros, à prendre dans les vingt-quatre heures dans six verres d'eau.

Le 19, le malade se dit beaucoup mieux. Est-ce pour se dispenser d'entrer à l'Institut, où nous l'avons sollicité de se faire admettre ? Les douleurs ont, dit-il, entièrement disparu. Cependant, l'exsudat et le vascularisation ne sont guère modifiés ; on constate même aux paupières supérieures, que la fausse membrane ne se borne plus au ruban décrit, toujours bien dessiné, mais qu'une couche nouvelle, moins épaisse, la recouvre sur toute leur surface. Un des médecins présent à la visite fait la remarque que la voix du malade est rauque et voilée, celui-ci affirme cependant qu'il ne souffre pas de la gorge; pour toute sûreté on examine l'arrière-bouche que l'on trouve œdematiée; mais sans produits normaux.

Prescriptions. — Continuation des fomentations émollientes et du chlorate de potasse; trois sangsues à chaque tempe; cataplasme au cou.

Le 20, le mieux se continue, toujours au dire du malade, qui se trouve d'ailleurs aujourd'hui confirmé par l'examen des parties, au moins en ce qui concerne les yeux. L'injection conjonctivale a considérablement diminué; les fausses membranes ont perdu notablement de leur épaisseur; elles semblent s'être fondues, dissoutes, et ne subsistent plus qu'à l'état d'une gaze légère qui ne tardera pas à disparaître tout à fait. Le malade est notablement soulagé et se dit guéri : il n'a eu jusqu'ici aucun symptôme fébrile. — Cependant la diphthérite a envahi, sans qu'il s'en plaigne, les lèvres et l'intérieur de la bouche ; de larges plaques d'exsudation tapissent la face interne des lèvres, les gencives, le voile du palais; la voix est rauque, la déglutition pénible; ces plaques sont vastes, jaunâtres, couenneuses, adhèrent intimement aux parties sous-jacentes, avec lesquelles elles semblent faire corps; l'haleine est fétide, la soif vive, la peau chaude; le sujet continue à se tenir levé, il ne veut garder ni le lit ni la diète, et ne fait aucun cas de nos recommandations.

Prescriptions. — Continuation des fomentations émollientes et du chlorate de potasse ; cautérisation de plaques d'exsudation de la bouche avec parties égales d'acide chlorhydrique et de miel rosat; dix sangsues sous la mâchoire inférieure; cataplasmes; pédiluves sinapisés.

Le 21, je trouve encore le malade levé : il n'a pas fait son application de sangsues et ne s'est pas tenu à la diète. Néanmoins l'ophthalmie est dans de meilleures conditions; la fausse membrane a complétement disparu; la surface qu'elle a quittée est rouge, injectée, chagrinée, sécrétant une mucosité purulente très-peu abondante; la vascularisation bulbaire a disparu; les choses se présentent en un mot comme dans une ophthalmie purulente en voie de résolution, et tout fait espérer une guérison prochaine et complète. Pour la bouche et la gorge, c'est autre chose; quelques plaques d'exsudation se font remarquer sur la luette très-gonflée et sur les amygdales également développées; celles qui occupent la bouche et qui ont été cautérisées la veille sont remplacées par des eschares en voie d'élimination. La voix est toujours rauque et dure, la déglutition laborieuse, le pouls à 90, la fièvre brûlante.

Prescriptions. — Tout comme hier. J'insiste vivement pour que les sangsues soient appliquées immédiatement; je les fais chercher et promets de revenir dans la journée. A ma visite du soir, j'apprends que l'imprudent n'a rien voulu faire et qu'il est retourné à son village.

Le 5 juin, le sujet se présente chez moi; il est complétement guéri. Le médecin qui l'a traité depuis que je l'ai perdu de vue me fait savoir qu'il a continué la médication que j'avais instituée, qu'une inflammation assez vive des yeux, provoquée vraisemblablement par le voyage, a nécessité l'application de quelques sangsues aux tempes et l'usage de pédiluves sinapisés, et que l'angine diphthéritique s'est guérie insensiblement, pendant qu'il faisait usage du gargarisme suivant : alun, demi-once; eau de fleurs de sureau, six onces; sirop de ronces, demi-once. Sous l'influence de cette médication les plaques qui avaient d'ailleurs été vigoureusement cautérisées, se modifièrent et finirent par disparaître. La guérison ne s'est pas démentie.

Dans d'autres circonstances, encore assez fréquentes, la mort doit être imputée à la présence de fausses membranes dans le larynx, et à l'asphyxie consécutive.

Wecker, dans son *Traité des maladies des yeux*, rapporte qu'il a perdu du croup une conjonctivite diphthéritique, de Græfe en cite trois exemples. Dans la thèse de Raynaud (1866), on trouve des cas de conjonctivite diphtéritique coïncidant avec une épidémie de croup et se compliquant de diphthérie de la gorge, du larynx, ou des fosses nasales. Nous empruntons à M. Peter une observation de conjonctivite diphthéritique compliquée de croup et suivie par extraordinaire, de guérison après trachéotomie.

Observation IV.

Une enfant est prise d'ophthalmie diphthéritique, puis d'angine couenneuse. Pendant huit jours l'enfant rend des fausses membranes; enfin le 19 mars les symptômes du croup avec suffocation se manifestent et l'enfant est trachéotomisée le même jour.

Cette enfant qui était débile et pâle, guérit en cinq semaines.

Telles sont les causes les plus ordinaires de la mort; ce ne sont pas les seules; on peut voir, dans les observations qui suivent, la mort survenir soit par l'épuisement et la cachexie que la suppuration prolongée de l'œil entraîne à sa suite (Obs. V), soit par des complications insolites (Obs. VI et VII).

Obervation V.

Chez un enfant de 21 mois, développement d'une diphthérite de l'œil gauche, dans le cours d'une bonne santé : tuméfaction, dureté, sécheresse des paupières; fausses membranes; opacité complète de la cornée survenue rapidement; fonte de l'œil. Mort.

OBSERVATION DU DOCTEUR GIBERT, RECUEILLIE A SAINTE-EUGÉNIE.

L'enfant Magnier (Jules), âgé de 21 mois, a été placé à la

crèche depuis un mois, la mère l'en a fait sortir le 22 avril 1856. A ce moment l'œil gauche était un peu rouge et les paupières tuméfiées. Cette tuméfaction de la paupière augmente et effraye tellement la mère, qu'elle nous amène son enfant le 25 avril. L'œil gauche forme une véritable tumeur de la grosseur d'un petit œuf. La paupière supérieure rouge, luisante, tendue, sans aucun pli, recouvre complétement l'inférieure et descend sur la joue. Elle est dure au toucher, chaude, comme phlegmoneuse. On a beaucoup de peine à la soulever et quand on y est parvenu, on est surpris de voir qu'il ne s'écoule pas une goutte de liquide. L'œil est sec, sans sécrétion purulente.

L'épaisseur de la paupière est considérable, il semble qu'elle est infiltrée d'une matière solide. La paupière inférieure, rouge aussi, est cependant moins épaissie que la supérieure.

En cherchant à renverser les paupières, ce qui est très-difficile et très-douloureux, on voit que la muqueuse est recouverte d'un dépôt grisâtre que je ne puis enlever en plaque continue. La cornée est entourée d'un chémosis séreux, jaunâtre, qui l'encadre complétement. Elle est elle-même transparente, quoique comparée à celle de l'œil sain, sa transparence soit évidemment diminuée. L'état général n'est pas mauvais, l'enfant joue sur son lit et ne paraît pas trop souffrir de son œil quand on ne le touche pas. Il dort bien sans crier. Le jour même je cautérise les deux paupières avec le crayon de nitrate d'argent en neutralisant l'excès du caustique. Dans la soirée, la cornée examinée me paraît saine, sans aucune ulcération.

Le 26, à la visite, on constate le même état des parties externes de l'œil, mais la cornée est complétement opaque et présente la coloration d'un blanc mat.

Des fausses membranes bien organisées recouvrent les deux paupières et s'étendent manifestement sur le chémosis jusqu'au bord de la cornée. L'œil est toujours sec.

Injections répétées d'eau froide, sinapismes aux extrémités.

Le 27, la paupière supérieure semble augmenter encore de volume. Elle est dure, très-chaude au toucher, très-difficilement mobile, écoulement d'un peu de sérosité sale. La réaction générale commence à se prononcer. Fièvre, peau chaude, inappétence.

Le 28, l'écoulement prend l'aspect purulent pour la première fois. La muqueuse palpébrale est rouge par places, moins grisâtre. La cornée se ramollit et paraît poussée en avant.

A partir du 29 avril tous les symptômes observés se rapportent plus à l'ophthalmie qu'à la diphthérite. L'écoulement devient franchement purulent. La muqueuse devient très-vascularisée et granuleuse et le chémosis tellement exubérant qu'il entr'ouvre les paupières. A plusieurs reprises M. Marjolin, appelé par M. Barthez, fait des incisions du chémosis et des scarifications de la paupière. Mais rien n'empêche la fonte de l'œil qui s'est achevée vers le 15 mai.

Pendant tout ce temps, l'état général s'est aggravé, une fièvre ardente, à laquelle s'est joint de la diarrhée, n'a pas quitté l'enfant, qui succombe le 17. Depuis trois jours une stomatite ulcéro-membraneuse empêchait de le nourrir.

Observation VI. — *Thèse de Looten*, 1875.

Gr... (Léon) né le 3 septembre 1870. Entre à l'hospice le 12 septembre 1870. Placé à l'infirmerie le 13, avec une conjonctivite bioculaire purulente, pseudo-membraneuse à droite.

Pas de complication à l'entrée, si ce n'est de l'érythème des fesses.

Le 19 septembre, cet enfant porte sur chaque bras trois disques purulents et pseudo-membraneux, larges chacun comme une pièce de 1 franc, formant un relief très-notable et reposant sur une base rouge et enflammée, comme phlegmoneuse. Ce sont les boutons de vaccine qui offrent cet aspect tout à fait extraordinaire.

Les pseudo-membranes de l'œil droit sont de plus en plus prononcées.

L'érythème du siége s'est étendu aux cuisses, les bourses sont très-rouges et très-tuméfiées. Quelques petites ulcérations existent sur cette grande surface érythémateuse.

Le 3 octobre. Les boutons de vaccine sont guéris sans ulcération apparente. L'érythème est en bonne voie. L'œil droit ne suppure plus ; la cornée est affectée d'albugo dans sa moitié inférieure.

Le 15. Les boutons de vaccine se sont ulcérés de la manière la plus grave.

Le 22. Ulcérations profondes, circulaires, indurées allant jusqu'à l'humeur.

L'enfant meurt le 24 octobre 1870.

Observation VII. — *Thèse de Looten*, 1875.

C... (Eugénie), née le 5 mars 1869. Entre à l'hospice le 13 avril 1870. Placée le 14 à l'infirmerie pour une conjonctivite pseudo-membraneuse bioculaire, oculo-palpbérale.

Une couenne épaisse, continue, blanche, recouvre aux deux yeux toute l'étendue des conjonctives oculaire et palpébrale. Les cornées sont exactement enchâssées par cette couche de nouvelle formation.

Séparée de la muqueuse, cette couenne est consistante, se laisse entraîner par larges fragments sans se briser. Son adhérence est médiocre, et la surface muqueuse mise à nu laisse à peine suinter quelques parcelles sanguines. Les cornées sont encore saines, les paupières tuméfiées, et les conjonctives peu boursoufflées.

Une éruption comme ecthymateuse recouvre la partie supérieure du visage. Enfant d'aspect anémique, non vaccinée.

Après l'ablation de toutes les pseudo-membranes, cautérisation au nitrate d'argent mitigé. Vaccination immédiate.

15 avril. Eruption discrète, mais abondante, de petite vérole au visage, à peine apparente sur le reste du corps.

17. Eruption abondante généralisée. L'enfant s'affaisse.

Les pseudo-membranes de la conjonctive ne se reproduisent presque plus, sinon minces et adhérentes. D'ailleurs peu de gonflement.

Le 18. Eruption abondante avec boutons hémorrhagiques au visage seulement. Grand affaissement.

Les yeux sont secs, les paupières non tuméfiées, les conjonctives oculaires recouvertes, surtout à l'œil droit, d'une pseudo-membrane qui enchâsse la cornée d'une façon remarquable. Les pseudo-membranes sont minces sur la muqueuse palpébrale, lesquelles sont atones.

Mort ce même jour, 18 avril, 7 heures du soir.

§ II.

GUÉRISON AVEC LÉSIONS PLUS OU MOINS GRAVES DE L'ŒIL.

Lorsque le malade résiste, la guérison ne se fait qu'au prix de désordres parfois considérables. — Dans l'immense majorité des cas, et surtout s'il s'agit d'un adulte (de Græfe) l'œil touché par la diphthérie est perdu. Résultat d'autant plus fâcheux, que la conjonctivite diphthéritique reste rarement limitée à un œil, généralement elle envahit l'autre, même si on prend soin de le protéger par un bandage occlusif.

Ce qui fait le danger de l'ophthalmie diphthéritique, c'est l'exsudat fibrineux dans l'épaisseur de la conjonctive et surtout de la conjonctive bulbaire. Cette dernière infiltrée, gonflée, forme autour de la cornée un bourrelet annulaire qui empiète plus ou moins sur elle. — Ce chémosis est toujours moins intense que dans la conjonctivite purulente et cette apparence trompeuse peut, si l'on n'est pas prévenu, induire en erreur et faire porter un pronostic favorable. Mais il faut bien se rappeler que ce chémosis si inoffensif en apparence fait courir à la cornée les dangers les plus grands, et en amène presque toujours la nécrose.

C'est qu'en effet l'infiltration diphthérique a pour résultat immédiat de comprimer, d'étrangler les vaisseaux qui vont à la cornée. Celle-ci ne recevant plus de sang, privée de l'apport des sucs nourriciers, ne tarde pas à subir une série d'altérations de gravité variable.

Ces lésions se montrent généralement à *la première période pendant* le stade d'infiltration diphthéritique, alors que l'arrêt circulatoire est à son maximum. — Et elles sont d'autant plus redoutables qu'elles se montrent à une époque plus rapprochée du début, on peut même dire que si elles ont lieu dans les vingt-quatre premières heures, l'œil est *presque toujours perdu.* — Tant que les fausses membranes n'ont pas disparu, les complications couenneuses restent toujours aussi graves, mais aussitôt que la deuxième période se montre, que la circulation se rétablit dans la conjonctive, elles perdent beaucoup de leur gravité. — Tant que les fausses membranes existent et compriment les vaisseaux, l'œil peut être détruit très-rapidement, le danger ne diminue que quand la vascularisation conjonctivale se rétablit.

Aussi, chez les enfants, où la résorption fibrineuse se fait plus vite, et où la vascularisation reparaît plus tôt, le pronostic est moins grave que chez l'adulte.

Le pronostic cornéen se tire donc:

1° De l'intensité de l'infiltration diphthéritique.

2° De la manière plus ou moins rapide dont la vascularisation reparaît; la dureté et la résistance des paupières ont été données par certains auteurs, comme des signes pouvant donner de bons renseignements à cet égard, mais il ne faudrait pas avoir une confiance absolue dans les caractères fournis par les paupières seules, c'est surtout l'état de la conjonctive bulbaire qui fournit les meilleurs indices.

A. *Nécrose totale de la cornée.* — Dans les cas très-graves, à marche suraiguë, la nécrose totale de la cornée peut se faire très-peu de temps après le début de l'ophthalmie. Claire et brillante quelques heures auparavant, on la trouve tout à coup trouble, grisâtre, quelques heures encore et elle est complétement ramollie.

Dans les observations VIII et IX, on voit la nécrose totale de la cornée survenue en trois ou quatre jours au plus.

OBSERVATION VIII.

Inflammation diphthérique des deux yeux. Perte de ces organes en trois jours.

OBSERVATION DE LEWINSKI, *Annales d'oculistiques*, 1861.

Le 27 mai, les époux Schlick, de Spittelhofe, près Kœnisberg, vinrent trouver le Dr Jacobson. Tous deux étaient atteints d'une inflammation diphthérique manifeste aux deux yeux, avec opacité diffuse des cornées. On les invita à se rendre à la clinique, mais ils retournèrent chez eux. Cependant ils revinrent, le mari, après trente-six heures, la femme, après soixante. Tous deux étaient atteints d'inflammation diphthérique bien caractérisée et de nécrose totale. A la première visite, les deux malades avaient déclaré que depuis quelque temps ils étaient atteints d'une légère ophthalmie qui ne les empêchait pas de vaquer à leur besogne journalière. Les quatre globes étaient perdus, il n'y avait pas lieu d'instituer de traitement.

Observation IX.

Inflammation diphthérique de l'œil droit à la suite d'une forte conjonctivite catarrhale; destruction de la cornée après quatre jours; panophthalmitis, extirpation du globe de l'œil gauche.

Observation de Lewinski, *Annales d'oculistique*, 1861.

Amélie Leppke, âgée de 19 ans, se présenta à la clinique, le 24 avril. Peu de jours avant, elle souffrait d'une conjonctivite catarrhale.

En ce moment elle est atteinte d'une inflammation diphthéritique très-intense de l'œil et d'une blennorrhée manifeste de l'œil gauche. La peau des paupières, contractées, avait un aspect livide. La conjonctive, médiocrement gonflée, présentait des exsudats jaunes et durs. Toute la surface de la conjonctive palpébrale était couverte d'une membrane très-adhérente, difficile à enlever ; un chémosis existait à la conjonctive oculaire, qui présentait une coloration jaune. Les paupières étaient le siége de douleurs intenses que le moindre toucher exaspérait ; aussi pouvait-on difficilement les renverser. Lorsqu'on les ouvrait, des larmes chaudes, mêlées à du pus s'en écoulaient à petits flots. Le second jour, il survint au bord de la cornée un ulcère qui en occupait toute l'épaisseur ; le quatrième jour, la cornée droite fut emportée par une ulcération totale. Il survint alors un panophalmitis à l'œil droit et dont l'extirpation fut pratiquée le sixième jour. On appliqua ensuite des fomentations à la glace et on exerça des compressions ; le tout pour s'opposer à une trop grande perte de sang. Il ne tarda pas à se former une cicatrice qui permit l'introduction d'un œil artificiel. A l'œil gauche une cicatrice superficielle de la cornée guérit sans laisser d'opacité épaisse.

La nécrose totale de la cornée est loin de se faire toujours aussi rapidement. En général elle a lieu le six ou septième jour. Dans le cas suivant elle apparut le septième jour et fut suivie, comme c'est l'ordinaire, d'un phlegmon qui nécessita l'extirpation de l'œil gauche.

Observation X.

Inflammation diphthéritique de l'œil gauche; destruction de la cornée après sept jours; panophthalmitis, extirpation du globe; inflammation diphthéritique de l'œil droit, guérison sans pannus.

Observation de Lewinski, *Annales d'ocul.*, 1861.

Jeanne Wittrien, âgée de 24 ans, paysanne robuste, habitant à 6 milles de la ville, se présenta à la clinique le 25 avril. Ses 5 frères dont l'un, âgé de 5 ans, l'accompagnait, étaient atteints d'ophthalmie granuleuse aiguë. Tous deux présentaient une blennorhée oculaire avec kératite superficielle. On fit des scarifications multipliées à la conjonctive et des fomentations continuelles à la glace, en même temps qu'on administrait des purgatifs; les yeux du petit enfant furent guéris en 15 jours, et ceux de la jeune fille en 6 semaines, sans opacité de la cornée. Ils retournèrent donc chez eux; mais deux jours après, la jeune fille revint, atteinte d'une inflammation diphthéritérique manifeste à l'œil gauche et d'un ulcère profond du bord de la cornée. Personne de sa famille ou des connaissances qu'elle fréquentait à Kœnigsberg ne souffrait des yeux. Deux jours plus tard, l'œil droit fut pris d'un commencement d'inflammation diphthérique. Les paupières pourpres, tendues, ne se renversaient qu'avec beaucoup de douleur; la conjonctive palpébrale était d'un jaune pâle, tuméfiée, infiltrée d'un exsudat jaune épais, et tellement exsangue que des scarifications superficielles n'en faisaient écouler que peu de sang; des incisions profondes, au contraire, pratiquées sur toute la muqueuse malade, en faisaient fluer abondamment. Le cul-de-sac conjonctival était sombre, assez gonflé et couvert de pellicules d'un blanc sale ; le chémosis offrait des points ecchymotiques, le plus léger attouchement des paupières y éveillait la douleur; l'indication était donc de faire de grandes incisions dans la conjonctive palpébrale et d'appliquer continuellement des fomentations à la glace. Malgré l'exécution minutieuse de ces prescriptions, après 7 jours, toute la cornée gauche se gangréna, peu de temps après que la maladie avait passé au stade blennhorhéique. Les granulations de la conjonctive avaient déjà atteint le volume d'un poids. La paupière supérieure, violacée, chaude, tendue, formait une tumeur volumineuse qui descendait presque jusqu'au dos du nez. L'œil, détruit par panophthalmitis, fut, après l'administration du chloroforme, enlevé avec beaucoup de peine, d'après la méthode de Bonnet, du milieu des granulations qui faisaient saillie dans l'orbite et qui étaient fixées à la conjonctive oculaire. Après l'opération, il survint un léger prolapsus des paupières. Des fomentations froides furent ordonnées, puis remplacées par des cataplasmes. On n'employa pas le caustique, et cependant il se forma une cicatrice étroite et légère qui rétracta tellement le bord supérieur du cartilage tarse supérieur et le bord inférieur de l'inférieur, que l'orbite se trouva fermé, comme par une fausse membrane et qu'on ne put même y placer un œil artificiel. Mais l'œil droit où l'inflammation diphthéritique était survenue plus tard, et qui avait présenté des lésions moins graves et plus superficielles, fut guéri sans opacité par le traitement ordinaire.

B. *Ulcérations.* — La destruction de la cornée au lieu d'être totale, est souvent partielle. D'abord légèrement, la cornée ne tarde pas à présenter une opacité qui se prononce de plus en plus en un point : vers le troisième ou quatrième jour, la tache ainsi formée devient jaunâtre et enfin se transforme en un ulcère dont la couleur jaunegrisâtre est due, suivant Wecker, à des masses nécrosées de tissu cornéen. Cet ulcère gagne peu à peu en largeur et en profondeur et peut aboutir à la perforation, mais pas toujours. Le travail ulcéreux peut s'arrêter et la guérison se faire, soit complétement, soit avec des opacités persistantes, comme chez le malade dont suit l'observation.

Observation XI.

(Rey, *Bulletin médical du Nord*, 1861, p. 298.)

Gruson Arthur, âgé de deux ans, fort, rose, bien constitué m'est apporté par sa mère le 11 mars 1861, pour une inflammation de l'œil droit qui remonte à deux jours seulement. Les paupières sont collées l'une à l'autre, les cils agglutinés en pinceaux. Ceux de la paupière supérieure forment ectropion vers la commissure externe. Une ligne d'un rouge plus vif se dessine au-dessus du cartilage tarse, tandis que le reste de la paupière considérablement tuméfiée, a pris la forme d'une moitié de coque de noix : tous les plis ne sont pas effacés, et dans ce gonflement, les tissus offrent plus de résistance qu'on ne devrait en attendre; la chaleur de l'œil n'est que peu augmentée. La joue est humectée par un liquide grisâtre et visqueux qui sort abondant de la fente palpébrale. La tête de l'enfant est entièrement couverte d'un impétigo formant croûte en forme de calotte.

Nous pensons d'abord avoir affaire à une ophthalmie purulente dans sa première période, aucune exsudation plastique ne se montrant à l'extérieur. Nous écartons les paupières avec quelques difficultés. Un petit flot de liquide s'échappe et l'œil mis à nu nous fait voir la conjonctive palpébrale recouverte d'une fausse membrane de couleur jaune grisâtre, assez épaisse, d'apparence lardacée comme une masse fibrineuse, occupant la face entière de la conjonctive d'un angle à l'autre de l'œil et jusqu'au repli oculo-palpébral. Les cris et les mouvements de l'enfant nous empêcher de tenter le renversement de la paupière supérieure. La conjonctive oculaire ne présente pas cette fausse membrane : elle est rouge, infiltrée, tuméfiée autour de la cornée; le chémosis empiète un peu sur celle-ci qui a perdu sa transparence par le fait de l'altération de son épithélium ou par la présence d'un très-léger épanchement plastique interlamellaire. La cornée semble être menacée d'ulcération vers son tiers externe et inférieur.

Un linge passé assez rudement sur les paupières ne détache pas les fausses membranes.

Le liquide écoulé, nous l'avons dit, est assez abondant, d'un gris sale, contenant des flocons, débris de fausses membranes.

Le petit malade n'a aucun symptôme de réaction. Il est habituellement coloré, mais la fièvre est modérée et la mère déclare que depuis l'invasion de l'ophthalmie il n'a perdu ni l'appétit ni le sommeil, et qu'il ne s'agite que si on cherche à ouvrir son œil pour le laver. L'impétigo date de cinq à six mois; il a toujours épargné la face, et quoiqu'il descende sur la nuque et jusqu'au dos par quelques pustules, il n'existe pas d'engorgement marqué des ganglions. La mère l'a toujours respecté avec la ferveur du préjugé ordinaire.

Ce jour-là, le 11, un cristal de sulfate de cuivre est largement passé sur la conjonctive des deux paupières et poussé profondément dans les culs-de-sac oculo-palpébraux.

Un filet d'eau et des compresses mouillées éteignent un peu la cautérisation et on se borne à recommander à la mère le même lavage plusieurs fois par jour.

Le 12, l'enfant a été plus agité la nuit. Il a eu peut-être un peu de fièvre, dissipée en tout cas à l'heure où nous le voyons. La tuméfaction des paupières est moindre, elles sont moins rouges, mais engorgées, non adhérentes. L'entropion tend à disparaître, l'écoulement aussi abondant n'est pas devenu purulent. Il est encore visqueux, ichoreux, à peine trouble, comme s'il contenait plus de détritus. Les paupières sont écartées sans difficulté de leur part du moins, car l'enfant crie et s'agite beaucoup, quoique ses mouvements soient moins causés par la douleur que par l'appréhension. La conjonctive ne présente de fausses membranes que dans quelques points isolés des deux paupières. Le produit pseudo-membraneux est plus blanc et moins épais. Le bourrelet qui ceint la cornée est plus rouge et un peu affaissé, tandis que l'exsudation semi-transparente qui couvre celle-ci ne paraît pas modifiée avantageusement. Au contraire le point qui menace ulcération gagne en opacité et en étendue. En somme à part la cornée où l'inflammation paraît un peu augmentée, l'œil dans son ensemble est plutôt amélioré. La cautérisation est renouvelée comme la veille avec le crayon de sulfate de cuivre. Après cette seconde cautérisation le mieux a paru si manifeste à la mère qu'elle néglige de rapporter l'enfant le 13, malgré notre recommandation.

Le 14, en effet, le gonflement des paupières est tombé, le malade ouvre l'œil sans effort, la sécrétion a diminué, mais à l'inspection l'œil ne présente pas une égale amélioration. Tandis que la cornée reprend sa transparence en partie, le point plus attaqué est circonscrit par un petit cercle qui fait de plus en plus craindre la formation d'un ulcère. Ce serait d'abord un ulcère superficiel; la transparence à côté permet de voir que toutes les lames de la cornée ne sont pas atteintes, mais seulement les superficielles. On n'aurait pas encore à craindre la perforation. Par cette même transparence, on voit qu'il n'y a ni pus ni débris de fausse membrane flottant dans la chambre antérieure. L'iris est resté sain et il se contracte.

Cet état n'est point aggravé ni modifié en mieux dans les journées du 15 et du 16, où le même traitement est mis en usage. Le chémosis s'est seulement un peu affaissé. L'écoulement est le même, et à part l'opacité grisâtre du point de la cornée, on croirait que la conjonctivite est simplement catarrhale.

Le 17. La pseudo-membrane reparaît un peu moins épaisse, mais aussi étendue et avec la nature de la première. Enlevée par le frottement d'un linge, elle cède sans effort et la conjonctive paraît au-dessous ayant les caractères de rougeur et d'engorgement vasculaire qu'elle a montrés d'abord, mais à un degré moindre.

Le point opaque de la cornée a gagné en étendue, son cercle de circonscription tend à s'effacer. La paupière supérieure s'est de nouveau gonflée et l'écoulement a aussi augmenté. Il n'est survenu aucune réaction.

Le 18, l'exsudation diphthéritique se montre, mais seulement par plaques. On distingue 3 ou 4 îlots sur la paupière inférieure et autant sur la supérieure, autour desquels la conjonctive garde l'état signalé la veille.

Le 19, il n'y a pas de fausse membrane. Elle reparaît le 20 plus mince et moins étendue, mais très-manifeste à la paupière supérieure.

Dès le 19, la tache de la cornée avait diminué d'épaisseur; elle prend en même temps une forme irrégulière qui tend à éloigner du centre le point le plus attaqué.

La cautérisation est renouvelée le 21, bien qu'il n'y ait plus aucune trace de fausse membrane. A cette date, la conjonctive est moins rouge et moins engorgée sur tous les points. Le chémosis est affaissé, et la membrane a presque repris ici sa coloration et sa consistance normales, l'écoulement a également beaucoup diminué.

Depuis ce jour on s'est borné à l'usage d'un collyre cuivreux, instillé trois fois par jour et au lavage par l'eau froide.

Il reste seulement un peu d'état inflammatoire le 25. A peine si l'œil malade se distingue de l'œil sain à première vue. Chaqne jour on voit en outre diminuer le dépôt infiltré entre les lames de la cornée. Il n'est plus qu'une simple tache dans les premiers jours d'avril. Il ne paraît pas douteux que cette tache ne finisse bientôt par être entièrement resorbée.

L'œil gauche n'a jamais présenté trace d'inflammation.

Nous croyons intéressant de rapporter l'observation suivante du docteur Looten, 1875, où des fausses membranes se sont développées sur des ulcérations de la cornée. Ces ulcérations guérirent du reste sans opacité aucune.

Observatioin XII. — Looten, *Thèse*, 1875.

R... (Georges), né le 6 octobre 1868.

Placé à l'infirmerie pour une conjonctivite bioculaire purulente.

Au moment de l'entrée on remarque sur chaque cornée une tâche blanche, lenticulaire, complétement opaque.

Chacune de ces tâches, d'un blanc brillant, de la largeur d'une petite lentille, est située symétriquement, la gauche en bas et en dehors du centre de la cornée, la droite en bas et en dehors. Toutes deux, de même étendue, sont constituées par un petit disque pseudo-membraneux, très-adhérent, qui remplit l'excavation de même forme d'une ulcération profonde, intéressant à peu près les deux tiers de l'épaisseur de la cornée. Un jet de seringue ne détache point ces pseudo-membranes qui sont tellement enchâssées dans l'ulcération qu'elles semblent faire partie constituante de la cornée. Ce n'est qu'avec la pointe d'un instrument métallique qu'on arrive à détacher cette pseudo-membrane et à découvrir l'ulcération.

La conjonctivite et l'ulcération sont traitées par la cautérisation avec le nitrate d'argent mitigé.

12 novembre. Les ulcérations sont en pleine voie de cicatrisation, c'est-à-dire qu'elles sont maintenant superficielles et comme étalées, les cornées ne sont point perforées. Le conjonctive est aussi en voie de guérison. Même traitement.

Le 24. L'enfant est guéri. Les yeux sont limpides et supportent bien le jour en face. Une petite facette brillante se remarque encore au niveau de chacune des ulcératious, mais cette facette est transparente. Les yeux ne donnent aucune sécrétion morbide.

L'état général est bon et l'enfant a été allaité par une nourrice pendant toute la durée du traitement.

Les observations précédentes qui prouvent que l'ulcère cornéen peut s'arrêter dans sa marche constituent des faits rares, généralement l'ulcération gagne en étendue et en profondeur. Et ici signalons deux circonstances qui peuvent induire le chirurgien en erreur et lui faire porter un pronostic favorable alors que le danger de la perforation est imminent.

En effet à mesure que la perte de substance devient plus profonde le fond repoussé par la pression intra- oculaire tend à bomber en avant ; ce phénomène masque la profondeur même de l'ulcère et peut faire croire à une lésion superficielle alors que la cornée est sur le point d'être perforée. — Il faut, pour éviter l'erreur, examiner avec attention les bords qui sont taillés a pic le plus souvent et dont la hauteur indique sûrement la profondeur de l'ulcère.

Dans quelques cas également, l'ulcération peut rester inaperçue. Ce fait assez rare se produit quand l'ulcère qui jusque-là avait présenté une teinte jaunâtre, vient à se débarrasser des portions nécrosées qui lui donnent cette couleur, d'opaque qu'il était il devient transparent, le malade lui-même récupère la vision perdue, mais cette apparence d'amélioration ne tarde pas à être suivie d'une désillusion complète, car elle est souvent le signe précurseur d'une perforation. Ces cas insolites se rencontreraient suivant Wecker de préférence chez les adultes.

Parfois l'ulcération a une marche encore plus insidieuse et dépiste complétement le chirurgien ; elle reste transparente tout le temps de son évolution. — Un ulcère latent se forme dans le sillon sclérotico-cornéen, et la cornée se détache de la sclérotique sans avoir subi d'altération.

Sanné, a vu, à la suite d'un conjonctivite diphthéritique

un abcès se former dans l'épaisseur même du tissu cornéen. — Cet abcès s'ouvrit au dehors et donna naissance à une ulcération qui creusa de plus en plus.

Les ulcères et les perforations qui leur font suite sont rarement multiples, le plus souvent il n'en existe qu'une. Dans l'observation que nous allons rapporter il en était un assez grand nombre qui guérirent sans hernie de l'iris, sans staphylome, simplement avec des opacites persistantes.

Observation XIII.

Inflammation diphthérique du côté droit ; perforation de la cornée.

Observation de Lewinski, *Annales d'oculistique*, 1861.

Hugo Schiemann, âgé de 24 ans, gagna le 31 avril une inflammation diphthérique blennorrhéïque. La paupière supérieure était pendante, gonflée et chaude ; le toucher en était douloureux, et il s'en échappait un liquide délié, mêlé à de petits flocons ; la conjonctive était d'un rouge pâle, infiltrée d'un exsudat jaune et le siége d'un chémosis.

On fit à la conjonctive des incisions qui donnèrent lieu à une large effusion de sang ; des fomentations continues à la glace furent ordonnées et on protégea l'œil droit par un bandage compressif.

Les jours suivants, une inflammation diphthérique franche se déclara de plus en plus.

Vu les grandes douleurs, on pratiqua journellement des incisions. Après peu de jours, quelques ulcérations se manifestèrent à la cornée, que, pour cette raison, on ponctionna chaque jour, et en même temps que les incisions on fit des fomentations continues à la glace. Le 11 mai, se déclara le stade blenorrhéique pendant que les perforations de la cornée remplaçaient les ulcérations. Les incisions et les fomentations à la glace, qui d'abord soulageaient le malade, devinrent alors douloureux, et l'on dut les interrompre, de même que les fomentations chaudes.

On pratiqua seulement des ponctions à la chambre antérieure et on appliqua un bandage compressif. Par ce traitement, ces quatre perforations qui comprenaient les trois parties constituantes de la cornée, guérirent sans prolapsus de l'iris et sans staphylôme. Le reste de la cornée était transparent et d'une courbure normale, l'iridectomie permit de rendre la vue encore plus nette.

C. *Phthisie du globe oculaire.* — Si la nécrose de la cornée est étendue et rapide, si elle se détache brusquement, le changement qui s'opère tout à coup dans la pression intra-oculaire a pour conséquence immédiate de chasser au dehors le contenu du globe oculaire. Le cristallin, le corps vitré sont expulsés, la rétine se décolle, l'œil se vide en quelques heures.

Ce phénomène est souvent annoncé par l'écoulement subit d'un liquide chaud sur la joue, que le malade signale de lui-même au chirurgien et aussi par une détente subite et presque complète dans l'intensité des phénomènes généraux.

L'observation XIV montre cet évidement presque subit de l'œil consécutif à une large perforation de la cornée.

Observation XIV.

Observation du Dr Legros, *Annales d'oculitique*, 1860, p. 197.

Binquet, Henri, soldat au régiment des grenadiers, 23 ans, tempérament lymphatico-sanguin, constitution forte. Il n'a jamais été malade antérieurement. Entré à l'hôpital militaire de Bruxelles le 7 juillet 1859, atteint de blennorrhagie et de chancres sur la verge. Le lendemain, 8 juillet, on s'aperçoit qu'il est affecté d'une ophthalmie grave de l'œil gauche. le médecin-adjoint de service s'empresse de l'envoyer à la salle des ophthalmiques. A notre première visite le malade présente les symptômes suivants :

La paupière supérieure gauche est fortement tuméfiée et offre une teinte violacée, ecchymotique comme si une infiltration sanguine s'était opérée dans le tissu cellulaire sous-jacent. La paupière inférieure présente les mêmes caractères mais à un moindre degré. La cornée qui est d'un éclat plus vif que dans l'état normal, est déjà encadrée d'un chémosis volumineux. La conjonctive oculaire est boursouflée. Quelques gros vaisseaux rampent dans son épaisseur. Sa coloration ainsi que celle du chémosis est d'une teinte rouge peu prononcée. Ce gonflement paraît être plutôt œdemateux que de nature inflammatoire. La surface du globe oculaire est baignée d'un liquide abondant d'un gris sale dans lequel on voit surnager des flocons nombreux de couleur grisâtre.

Ce secretum semble être principalement composé de larmes et de fragments d'épithélium. On ne remarque d'ailleurs aucune apparence de sécrétion purulente.

Le renversement des paupières opéré en vue d'examiner la surface muqueuse, nous fait reconnaître, surtout à la paupière supérieure, une résistance et un état de raideur qui ne sont pas en rapport avec le gonflement décrit ci-dessus. Leur surface interne est en outre recouverte d'une sorte de pseudo-membrane légère, d'une coloration blanc-grisâtre, que nous avons cru être formée par du mucus ou du muco-pus concrété.

En même temps que l'œil présente les symptômes objectifs que nous venons de décrire, le malade accuse une sensation de douleur et de chaleur portée à un très-haut degré dans la région orbitaire. Le moindre attouchement provoque une vive douleur. Il y a aussi un certain degré de photophobie et un léger mouvement fébrile.

Partant de l'idée que nous avions affaire à un sujet atteint de blennorrhagie, nous avons pensé qu'il s'agissait dans l'espèce d'une ophthalmie gonorrhéique à son début, et nous avons institué immédiatement le traitement habituellement adopté à l'hôpital militaire contre ces sortes de maladies : une saignée de 600 grammes; deux applications de 12 sangsues, l'une à la tempe et l'autre, vers le soir, à l'apophyse mastoïde; des scarifications profondes du chémosis, un collyre à l'azotate d'argent (0,20 pour 30 gr.). Des fomentations réfrigérantes en permanence sur l'organe malade. A l'intérieur le calomel à doses fractionnées dans l'intention d'obtenir un commencement de salivation.

Malgré l'emploi de ce traitement énergique, la maladie, au lieu de s'amender, a suivi sa marche envahissante et destructive.

A notre visite du lendemain, 9 juillet, tous les symptômes avaient considérablement augmenté d'intensité. Le gonflement de la paupière supérieure, le boursouflement de la conjonctive scléroticale et le chémosis avaient presque doublé de volume sans changer de nature. Il n'offrait pas enfin ce caractère inflammatoire que l'on observe dans les ophthalmies purulentes en général. La cornée, qui paraissait saine la veille, était devenue terne, grisâtre, chagrinée à sa surface. L'épithélium qui la recouvre dans l'état normal était entièrement détruit. Le produit de sécrétion, dont nous avons donné les caractères précédemment, était resté le même et aussi abondant que le premier jour. Aucune trace de sécrétion puriforme n'existait d'ailleurs ni à la surface de l'organe ni dans les replis des muqueuses palpébrales.

En renversant les paupières (opération qui faisait horriblement souffrir le malade), nous vîmes qu'il existait sur toute l'étendue de leur surface interne une couche d'un blanc grisâtre d'une demi-ligne d'épaisseur environ, qui nous fit croire d'abord qu'une forte cautérisation venait d'être pratiquée avec la pierre infernale. Mais en y regardant de plus près, nous ne tardâmes pas à reconnaître qu'il ne s'agissait pas d'une eschare produite par le caustique, mais bien d'une de ces productions pathologiques spéciales de nature albumino-fibrineuses telles qu'on les observe dans le croup et l'angine couenneuse. En effet, cette pseudo-membrane avait, comme je viens de vous le dire, une demi-ligne d'épaisseur au moins; elle présentait cette teinte blanc-grisâtre caractéristique et était tellement adhérente aux muqueuses palpébrales, qu'il nous fut impossible d'en détacher le moindre lambeau en la râclant avec l'ongle.

A partir de ce moment nous avons été convaincu qu'il ne s'agissait pas le moins du monde d'une ophthalmie gonorrheïque, comme nous l'avions cru d'abord, à cause de la coïncidence de la blennorrhagie chez ce malade, mais bien de cette variété d'ophthalmie décrite dans ces derniers temps sous la dénomination de croup des paupières ou diphthérite conjonctivale.

La maladie étant reconnue et la nature n'en étant plus douteuse, nous nous sommes empressé de pratiquer une large cautérisation sur toute la surface malade. Mais ce traitement employé trop tardivement n'a pas empêché la maladie de marcher.

Le troisième jour (10 juillet), la cornée fortement ramollie était couverte de petits ulcères et la vision complétement abolie.

Le quatrième jour, il s'est opéré une large perforation de la cornée qui a donné issue aux humeurs de l'œil et a déterminé la destruction de cet organe.

L'évidement brusque de l'œil est assez rare, le plus souvent, surtout si la perforation cornéenne est petite, l'œil met un temps assez long à se vider. La sclérotique se rétracte, revient peu à peu sur elle-même et on assiste à l'apparition progressive de cet état que les Allemands ont désigné sous le nom de *phthisie du globe oculaire*. Au bout d'une période de suppuration plus ou moins longue, lorsque la cicatrisation est achevée, le globe oculaire est réduit à un moignon informe qui ne remplit plus la cavité orbitaire, les paupières, au lieu de bomber, sont concaves à leur face antérieure.

Observation XV. — *Personnelle.*

Léonard Simon, né le 15 septembre 1876, entre le 26 mars 1879 dans le service du docteur Guéniot, à l'infirmerie des Enfants-Assistés, pour une ulcération de la cornée droite.

Quelques jours après son entrée dans la salle, et bien qu'il n'y eût pas en ce moment de malade atteint de diphthérie, il est pris d'une double conjonctivite diphthérique. La tuméfaction des yeux devient bientôt considérable et des fausses membranes épaisses envahirent la conjonctive des deux côtés. Malgré un traitement énergique les deux cornées furent perdues et les yeux se vidèrent complétement le 14 juillet. Le malade est dans l'état suivant. A droite et à gauche les yeux ont disparu. La face antérieure des paupières est concave en dedans : leur rebord est légèrement rouge, il s'écoule par l'ouverture palpébrale un pus assez abondant. Lorsqu'on renverse les paupières on ne voit qu'une masse rougeâtre de bourgeons charnus sécrétant du pus : les conjonctives palpébrales sont rouges et tuméfiées.

Le 20. L'inflammation de la conjonctive palpébrale et l'écoulement purulent ont disparu. En écartant les paupières on voit le globe oculaire réduit à droite comme à gauche à un moignon. Il n'y a plus de cornées, à leur place on trouve une petite saillie convexe, brunâtre, d'un diamètre de 4 à 5 millimètres d'où partent des brides cicatricielles qui s'étendent en rayonnant sur la sclérotique. Inutile de dire que la vision est complétement abolie.

Observation XVI. — *Personnelle.*

Marie Sidonie, née le 12 août 1874, entre le 17 mai 1879 à l'infirmerie des Enfants-Assistés, service de M. le docteur Guéniot avec une double conjonctivite diphthéritique accompagnée de chémosis notable. La cornée droite devient très-rapidement opaque, et l'œil fut perdu au bout de 2 ou 3 jours sans que le gonflement des paupières fût considérable. A gauche la cornée offrit une teinte gris-jaunâtre sans nécrose. Quelques jours après son entrée l'enfant fut atteint de rougeole. Cette rougeole fut très-intense et à partir de ce moment les yeux furent moins gonflés et commencèrent à couler, il y eut du soulagement. Les fausses membranes s'éliminèrent peu à peu.

Le 12 juillet elles avaient complétement disparu.

A cette époque l'œil gauche était encore tuméfié mais modérément. Les paupières rouges laissaient écouler un liquide purulent. En renversant les paupières on voyait la conjonctive palpébrale faisant hernie sous la forme d'un gros bourrelet rouge. La conjonctive bulbaire était injectée sans chémosis, la cornée offrait des opacités peu intenses permettant une vision indistincte.

A droite les paupières au lieu de bomber, étaient déprimées. En les entr'ouvrant on voyait le globe oculaire réduit au tiers de son volume, sa cornée ratatinée était opaline. L'iris, dont la pupille était presque punctiforme offrait des traces d'inflammation. Il y avait encore un peu de suppuration conjonctivale.

Le 20 juillet les yeux sont dans l'état suivant.

A gauche, l'œil est presque normal. La cornée seule bombe un peu et offre une zone périphérique circulaire opaline et une tache centrale grisâtre. La vision est conservée grâce aux parties restées transparentes.

A droite, l'œil est réduit à un moignon du volume d'une noisette. La cornée a la forme d'un petit carré de 4 à 5 millimètres de côté, elle est transparente et laisse voir par transparence l'iris ratatiné, déformé, adhérent. A la partie inférieure de ce qui représente la cornée on voit une cicatrice déprimée. La vision est abolie. Ce moignon est douloureux au palper.

L'existence de ce moignon souvent douloureux, n'est pas sans danger, car il peut devenir le point de départ d'une ophthalmie sympathique. Aussi, comme nous l'avons vu dans les observations IX et X, le chirurgien en pratique souvent l'extirpation par mesure de prudence.

L'œil une fois vidé, peut être considéré comme perdu pour la vision ultérieure, c'est la règle générale, mais comme toute règle, elle a ses exceptions, aussi avons-nous pensé qu'il était intéressant de rapporter l'observation suivante dans laquelle l'œil droit après s'être vidé, récupéra néanmoins la faculté visuelle.

Observation XVII

Cas d'inflammation diphthéritique des deux yeux à la suite d'une conjonctivite catarrhale ; staphylôme de l'œil gauche ; guérison de l'œil droit sans leucôme.

Observation de Lewinski, *Annales d'oculistique*, 1861.

Le 19 du mois de mai, Charlotte Mann, âgée de 26 ans, mère de plusieurs enfants, avait une conjonctivite catarrhale des deux yeux. On lui prescrivit une solution de nitrate d'argent qui fit disparaître en partie l'état inflammatoire. Six jours après elle revint à la Clinique. Elle avait les paupières de l'œil gauche très-gonflées, peu enflammées cependant. La conjonctive médiocrement tuméfiée, était imprégnée d'un exsudat diffus et produisait une sécrétion dense de couleur jaune. Déjà, depuis le commencement, la cornée était sombre, et un hypopion occupait la chambre antérieure. L'œil droit était intact. On institue aussitôt un traitement antiphlogistique, consistant en incisions à la conjonctive palpébrale, sangsues à la région temporale, fomentations continues à la glace ; en outre, on instille du sulfate d'atropine pour une légère iritis. La malade fut tenue au lit. Le lendemain, la tuméfaction des paupières, chaudes et tendues, avait augmenté, la cornée était devenue plus opaque, l'hypopion s'était rompu. Des incisions sont pratiquées, et des fomentations à la glace appliquée sans relâche. Le troisième jour, la tuméfaction des paupières n'avait pas varié, l'opacité diffuse avait diminué, et un ulcère s'était formé au centre de la cornée. Indépendamment de fréquentes incisions et de fomentations continues, on faisait encore journellement une paracentèse de la chambre antérieure à la limite de la sclérotique et de la cornée. Le même jour, une tuméfaction palpébrale et un chémosis considérable se déclarèrent à l'œil droit.

Les paupières étaient tendues et la cornée légèrement opaque. On administra à la malade, du calomel à l'intérieur, à la dose d'un grain toutes les deux heures ; on lui appliqua des sangsues aux tempes, et on lui frictionna le front et les tempes avec de l'onguent gris ; enfin une solution étendue de nitrate d'argent fut employée en collyre sur l'œil droit. Le quatrième jour, l'œil gauche, qui se trouvait dans les mêmes conditions, est de nouveau ponctionné et recouvert d'un bandage compressif ; mais à ce moment la cornée droite est plus opaque, les paupières très-gonflées, la conjonctive recouverte d'un exsudat ferme, d'un jaune pâle, et de couches membraneuses adhérentes se laissant enlever. Enfin, l'œil gauche, sur lequel on avait maintenu une compression continue et des fomentations à la glace, se perfora, et peu de temps après un *staphylôme* se produisit. La tuméfaction des paupières diminua en même temps que le chémosis. *L'œil droit se vida à la suite d'une perforation de la partie inférieure* de la cornée. L'ulcère lui-même ne perfora pas la cornée, bien que la paracentèse n'eût pas été pratiquée, *et heureusement guérit sans cicatrice* leucomateuse, sous l'action du sulfate d'atropine. La faculté *visuelle était conservée dans l'œil droit*. Mais la malade ayant été forcée de nourrir elle-même son enfant, celui-ci gagna l'inflammation diphthéritique au pli de l'aine. A quoi faut-il attribuer cette infection chez l'enfant? C'est ce qu'on n'a pu pénétrer.

D. *Phelgmon de l'œil.*—Une conséquencep lus grave encore que la phthisie de l'œil, car elle peut entraîner à sa suite des symptômes généraux graves et parfois mortels, c'est le phlegmon du globe oculaire, panophthalmitis de certains auteurs. Trop souvent par malheur on le voit survenir à la suite des perforations de la cornée. Nous en avons déjà vu des exemples dans les observations qui précèdent, nous n'y reviendrons pas.

E. *Staphylômes.*—La perforation, ou la destruction complète de la cornée peut avoir d'autres terminaisons que celles que nous venons de passer en revue, elles peuvent déterminer la formation d'un staphylôme.

S'agit-il d'une perforation unique, peu étendue, l'iris peut être poussé en avant par la pression intra-oculaire. Il vient obturer la perte de substance. Bientôt il adhère auy bords de la perforation; le liquide de la chambre antérieure, dout la sécrétion est augmenté par l'irritation inflammatoire, s'accumule derrière lui et le repousse peu à peu. L'iris bombe de plus en plus en faisant une sorte de hernie molle de couleur foncé. Un *staphylôme iridien* est produit. Bientôt ce staphylôme mou se recouvre d'exsudats qui subissent insensiblement la transformation fibreuse et prennent une couleur nâcrée; à ce moment le staphylôme iridien s'est transformé en *staphylôme irido-cornéen cicatriciel.*

Lorsque les perforations de la cornée sont multiples, les points par où l'iris fait hernie sont multiples également et il se produit une variété de *staphylôme dit racémeux.* Sichel en cite un cas à la suite d'une conjonctivite diphthéritique. « Ce staphylôme racémeux, ou en grappes, est caractérisé par une série de bosselures d'une couleur grisâtre ou bleuâtre, de forme inégale, à surface mamelonnée. Ces bosselures sont séparées les unes des autres par des tractus ou bandelettes d'un ton blanchâtre, plus denses. plus résistantes constituant une sorte de réseau à travers les mailles duquel les bosselures font hernie. »

Si la nécrose de la cornée a été totale, l'iris est mis à nu et s'enflamme ; si la pupille vient à être oblitérée par des exsudats et s'il n'y a pas de synéchie postérieure, on voit le liquide qui s'accumule constamment dans la chambre extérieure, repousser encore l'iris comme précédemment. On assiste à la formation d'une tumeur molle, saillante, hémisphérique, de couleur foncée offrait généralement à son centre une petite dépression. C'est même cette apparence qui lui a fait donner le nom de staphylôme de σταφυλή, grain de raisin.

Bientôt cette tumeur se recouvre de tissu cellulo-fibreux qui transforme le staphylôme purement iridien du début, ou staphylôme irido-cornéen.

Ce mode de terminaison se retrouve dans l'observation précédente (XVII), et dans les observations XVIII et XIX qui suivent. L'observation XIX est en outre remarquable par la longue durée de la çonjonctivite.

Observation XVIII.

Cas d'inflammation diphthérique des deux yeux, nécrose de la cornée de l'œil droit, guérison de l'œil gauche.

Observation de Lewinski, *Annales d'oculistique,* 1861.

Claire Eichler, âgée de 18 ans, gagna, au mois d'avril, une inflammation dipthérique des deux yeux. Pendant le stade diphthéritique de la maladie, il survint une nécrose totale de la cornée, à la suite de laquelle un staphylôme se développe.

L'œil gauche passa vite du stade diphthérique au stade blennorrhéïque. La cornée offrait une légère ulcération, mais la guérison en fut obtenue sans opacité.

Dans ce cas on ne put trouver aucune cause d'infection, car il n'y avait pas d'affection oculaire dans la maison de la malade.

Tout ce que nous pouvons dire, c'est qu'ici l'infection était uniquement due à l'influence épidémique.

Observation XIX.

Conjonctivite diphthéritique de longue durée succédant à la rougeole.

Frédérick Manou, p. 164-168.

Le 20 septembre 1870 on m'amène un petit garçon, âgé de 8 mois, paraissant bien portant et bien développé; sa mère rapporte qu'au mois d'août, il eut la rougeole dont il guérit; peu après elle remarqua entre les paupières quelque chose qui entourait l'œil et avait la forme des paupières. A droite elle put enlever facilement et en entier ce quelque chose et la guérison fut prompte. A gauche elle ne put enlever complétement la fausse membranne, qui continua à s'accroître et s'accompagna d'un écoulement.

Le 20 septembre. L'œil droit est sain, mais les paupières de gauche sont fort tuméfiées, et il s'échappe d'entre elles un liquide peu consistant. En ouvrant les paupières on aperçoit une membrane d'un gris jaunâtre qui entoure l'œil et a la forme des paupières. Le globe lui paraît sain. On enlève facilement cette membrane en la déchirant avec des pinces ; il survient alors un abondant écoulement de sang qu'arrêtent des applications d'eau froide. On prescrit une solution de sulfate de cuivre à verser dans l'œil 3 ou 4 fois par jour.

Le 1er octobre. Même état de l'œil et de la fausse membrane, que l'on détache aussi facilement.

Le 12 octobre. Fausse membrane de la même dimension. En renversant la paupière supérieure, dont le gonflement est moindre on voit la production morbide attachée à la conjonctive par une base aplatie et large, et projetant au loin un bord non adhérent, comme un lichen sur un vieil arbre.

Le bord libre s'enlève facilement par déchirure, et amène une effusion de sang, mais la portion centrale ne peut être détachée, même par le grattage ; cette portion est frottée avec le crayon de nitrate d'argent. Les incisives supérieures sont en train de percer les gencives, dont le bord est recouvert d'une membrane blanchâtre analogue à celle de la conjonctive.

Le 21 octobre. Pas d'amélioration. Application d'acide nitrique à la face interne de la paupière.

Le 27 octobre. Amélioration, mais la fausse membrane repousse encore. Application d'acide nitrique.

Le 8 novembre. Comme l'enfant a vingt milles à faire pour se rendre à la consultation, je ne le revois qu'au bout de 12 jours. Les deux yeux sont maintenant malades. Les paupières sont fortement gonflées et il s'en écoule un liquide ténu d'un blanc jaunâtre. La conjonctive est recouverte d'une fausse membrane déchirée, blanchâtre, qui recouvre les deux cornées, et les deux yeux sont détruits et affaissés. Il y a aussi une plaque membraneuse d'un blanc grisâtre sur le frein de la langue.

Le 23 novembre. L'enfant est atteint de scarlatine. Les yeux sont à peu près dans le même état, sauf que la fausse membrane est moins épaisse. Les narines et les oreilles sont le siége d'un écoulement abondant de couleur jaunâtre.

Tous les acidents disparaissent successivement et la santé s'améliore beaucoup, mais, le 2 mars 1871, en dépit de l'emploi d'un grand nombre de remèdes (acide carbonique avec la glycérine, solution avec l'hypo-sulfate de soude, nitrate d'argent, zinc, alun, etc.), il existe encore une tendance à la formation d'une fausse membrane sur la surface muqueuse des paupières, mais on l'enlève plus facilement, et l'écoulement est très-peu abondant. Les yeux sont complétement détruits, il y a un staphylôme des deux cornées, dont les surfaces sont épaissies et opaques. A gauche, la surface tarsienne est libre de fausse membrane, tandis que l'œil en est recouvert. A droite, la fausse membrane recouvre la surface tarsienne de la conjonctive, et lorsqu'on l'enlève, il semble qu'elle tenait la place d'un épithélium sain.

(*Annales d'oculistique*, tome XXII, 11e série, t. II, 1874.)

La production du staphylôme à la suite de la conjonctivite diphthéritique peut se faire sans qu'il y ait eu perforation. Bouisson signale ce fait dans le *Montpellier médical* de 1859. Les lésions de la cornée peuvent se limiter à un simple ramollissement inflammatoire des lames antérieures; les lames postérieures sont repoussées par la pression intra-oculaire : la cornée se dilate et forme une saillie arrondie, plus ou moins volumineuse, qui bientôt se recouvre de tissu cicatriciel plus ou moins opaque. C'est la variété de *staphylôme cornéen cicatriciel.*

F. *Leucômes adhérents. Synéchies antérieures.* — Dans les cas où la perforation de la cornée offre de petites dimensions et vient à être obturée par l'air, l'œil comme dans les cas qui précèdent, ne se vide pas, grâce à cette soupape protectrice. — Le bouchon ainsi formé par l'iris contracte des adhérences solides avec les bords de l'ouverture. Dès lors, si la pression oculaire n'augmente pas, la cicatrisation s'effectue, une prolifération cellulaire active comble la perte de substance et au bout d'un certain temps, il ne reste plus qu'une tache leucomateuse à laquelle adhère l'iris.

Si la chambre antérieure ne contient pas d'exsudats, s'il n'y a pas de dépôts inflammatoires, d'exsudats sur le cristallin ou la pupille, la vision peut redevenir complétement normale.

Observation XX.

Inflammation diphthérique des deux yeux ; perforation de l'œil gauche et guérison avec synéchie antérieure ; même perforation du côté droit, guérison sans synéchie antérieure.

Observation de Lewinski, *Annales d'ocul.*, 1861.

Suzanne Liedtke, âgée de 18 ans, vint à la clinique le 17 avril, atteinte d'une inflammation diphthéritique des deux yeux, qui s'était d'abord montrée dans l'œil gauche. Ce cas d'inflammation diphthéritique de la membrane muqueuse nous permit surtout de reconnaître et l'infiltration de la conjonctive et la formation des fausses membranes. A l'examen de la malade, nous trouvâmes les paupières supérieures très-dures ; nous fîmes de profondes et nombreuses incisions, et du sang s'écoula de la membrane sous-jacente. Pendant un moment la muqueuse infiltrée s'amollit et s'affaissa ; mais, peu d'heures après, une copieuse infiltration l'avait de nouveau gorgée. Huit heures après la clinique, la malade qui chaque nuit souffrait fortement, invoqua notre secours contre son insomnie.

Il y eut ceci d'étonnant que la cornée était restée intacte

jusque-là, bien que l'infiltration diphthéritique de la membrane persistât toujours, sans passer au stade blennorrhéique, ce qui est vraisemblablement dû aux incisions qui avaient facilité la circulation du sang. Cependant le ramollissement de la cornée se déclara; tout l'épithélium en devint opaque, et une perte de substance commença à se former dans un petit espace correspondant au bord inférieur de la pupille. Cette perte de substance augmenta tellement en profondeur, que la vision en devint obscure et la perforation imminente.

Il fallait donc, d'après les indications de Græfe, faire la ponction au fond de l'ulcère. On la fit ainsi aux deux yeux à l'aide d'une aiguille à paracentèse. L'humeur aqueuse s'écoula, l'iris se montra du côté gauche et fit un léger prolapsus du côté droit.

Celui-ci guérit sans traitement par l'application d'un simple bandage compressif; il y resta un petit leucome adhérent qui détermina une légère rétraction de la pupille dans la partie inférieure, mais la vision n'en fut guère affaiblie. A l'autre œil, l'iris se releva; la chambre antérieure se remplit de nouveau. De temps à autre on eut encore à perforer une légère épaisseur de la cornée, avant qu'une cicatrice, assez solide pour résister à la pression intraoculaire, se fût développée. Il n'y avait jamais eu de prolapsus de l'iris; celui-ci s'était seulement logé tant soit peu à l'intérieur de la cornée : il en résulta, et ceci est étonnant, qu'il n'y eut qu'une petite tache sur le bord de la cornée, sans aucune altération des bords pupillaires.

Le stade blennorrhéique arriva pendant la seconde moitié de la semaine suivante. Pendant ce temps, le reste de l'opacité épithéliale de la cornée était devenu moins épais.

La muqueuse parcourut le stade blennorrhéique, décrit par de Græfe, d'une manière étonnante. Des points durs se montraient au milieu des parties ramollies, et plus tard, on put appliquer le caustique, ce qui compléta cette guérison heureuse sans laisser de grande cicatrice.

Observation XXI

Inflammation diphthéritique des deux yeux; ulcère du bord de la cornée; perforation de la cornée gauche, hernie de l'iris, déformation de la cornée; guérison de l'œil droit.

Observation de Lewinski, *Annales d'ocul.* 1861.

Wilhelmine Baudulm, âgée de 33 ans, dont les trois enfants souffraient d'une conjonctivite blennorrhéique de l'œil droit, se présenta le 21 avril à la clinique, atteinte d'une blennorrhée de l'œil droit. On la toucha au nitrate d'argent et l'on prescrivit des fomentations froides continuelles. Deux jours après, l'œil gauche était déjà malade; ce que Baudulm attribua à l'introduction dans l'œil gauche de la matière sécrétée par l'œil droit pendant son sommeil, en d'autres termes, à une inoculation. La paupière supérieure, très-chaude et tendue jusqu'à sa base, pendait très-bas au-devant de l'œil; le simple toucher avec le doigt y éveillait des douleurs intenses. La conjonctive palpébrale était infiltrée d'un exsudat dense; la conjonctive scléroticale et le repli fortement tuméfiés; on y remarquait un pointillé sanguin.

On fit des incisions profondes dans la conjonctive et on ordonna des fomentations continues à la glace. Entre temps, la blennorrhée de l'œil droit avait passé au stade diphthéritique. Peu après se développa, au bord de la partie supérieure de la cornée gauche, un vaste ulcère occupant presque la moitié de la surface de cette membrane : malgré des ponctions fréquemment réitérées, l'ulcère donna lieu à une perforation, à travers laquelle vint faire saillie une grande partie de l'iris, qui peu de temps après, fut excisée. Un bandage compressif fut appliqué à l'œil gauche; tous les jours les paupières de chaque œil furent scarifiées, et l'on appliqua des fomentations à la glace. Vers les derniers jours de mai, il s'était manifesté une violente exacerbation ; les paupières, dont la rougeur et la tuméfaction avaient déjà disparu, devinrent tout à coup plus rouges, plus chaudes, et plus tuméfiées ; la malade se plaignait de fortes douleurs de tête et de tension, à l'œil, son pouls était fréquent.

On pratiqua des incisions deux fois par jour. L'œil, qui déjà auparavant avait passé au stade blennorrhéique, en éprouve une amélioration sensible ; les deux paupières devinrent plus molles, d'une dimension moindre ; la conjonctive était plus injectée et put être touchée au nitrate d'argent.

Les paupières se renversaient avec facilité : à leur surface interne on trouvait les corpuscules diphthéritiques propres (Knöpfe), couverts de fausses membranes, dont quelques-uns avaient la grandeur d'un pois. Le 15 juillet, l'œil droit dont la cornée n'était pas affectée, se guérissait, tandis que l'œil gauche ne parvenait à se cicatriser que vers la fin du mois. La cornée était déformée, l'iris fixé dans la perforation, et la cornée encore transparente dans la partie inférieure.

L'enclavement de l'iris dans la cornée, comme dans les observations qui précèdent, et les tiraillements des nerfs ciliaires qui en résultent, peuvent-ils provoquer le développement ultérieur d'un glaucome, c'est probable, mais nous n'en avons pas trouvé d'exemples.

Telles sont les désordres qui peuvent atteindre l'œil au premier stade de la conjonctivite diphthéritique. Si la cornée a pu traverser cette crise dangereuse sans subir d'altération grave, on a tout lieu d'espérer, mais il faut bien se rappeler qu'elle court encore des dangers. On peut voir survenir à la période de suppuration des ramollissements, des ulcères, des perforations, comme chez le malade observé par le docteur Berlin.

Observation XXII.

Observation du Dr R. Berlin, *Annales d'ocul.*, 1865, p. 73.

Petite fille de 2 ans, rachitique, atteinte spontanément d'une inflammation intense de l'œil gauche. La conjonctive est très-rouge, boursouflée et au moindre contact de l'air, il se forme à la surface un coagulum jaunâtre dont l'ablation fait saigner la muqueuse.

Les jours suivants, la conjonctive des tarses pâlit et se montre indurée quand on l'excise.

Vers le onzième jour les phénomènes diphthéritiques ont presque entièrement disparu pour faire place aux symptômes de l'ophthalmie ; mais la cornée, déjà ternie, s'ulcère à la surface. Comme le froid est très-mal supporté et pouvait augmenter le mal et comme la sécrétion purulente et peu abondante, on se décide à appliquer sur l'œil des cataplasmes chauds.

Ce moyen, employé pendant dix-huit heures arrêta les progrès de l'ulcère sans activer la sécrétion.

Pendant cinq jours ces applications émollientes sont continuées douze heures de suite et sous leur influence l'ulcère se vascularise en même temps qu'il se déterge.

La sécrétion conjonctivale et le gonflement de la paupière supérieure n'augmentèrent qu'à la fin du cinquième jour. On recourut alors aux cautérisations de la conjonctive avec la solution de nitrate d'argent usitée et la cicatrisation s'effectua sans laisser d'autres traces qu'un léger nuage sur la cornée.

A la troisième période, celle de cicatrisation des paupières, se rattachent des lésions sur lesquelles nous ne nous étendrons pas, car elles ne présentent plus de danger actuel pour la vision. Tels sont l'ectropion, le symblépharon, le blépharophimosis, toutes causes fréquentes de poussées de conjonctivite, de kératite, etc., qui ne cèdent qu'à des moyens chirurgicaux. Enfin, cette troisième période peut encore se terminer par la production de granulations rebelles avec toutes leurs conséquences, comme nous en donnons un exemple.

Observation XXIII.

Observation du Dr Legros, *Annales d'ocul.*, 1860, p. 198.

Dussen Bernard, 22 ans, soldat au régiment des guides, tempérament lymphatique, constitution moyenne, pas de maladies antérieures. Entré à l'hôpital le 17 juillet 1859 atteint d'ophtalmie catarrhale. Le 21 il est pris de diphthérite aux 2 yeux.

Ce malade est resté sous traitement à l'hôpital militaire de Bruxelles du 21 juillet au 20 octobre suivant. Le 21 octobre il a été dirigé sur l'institut ophthalmique de Louvain, porteur de granulations aux quatre paupières, d'ulcère au centre de la cornée droite, et de pannus vasculaire léger au bord supérieur de la cornée gauche.

§ III. — Guérison complète.

Malheureusement trop rare, la guérison complète peut se faire soit sur les deux yeux, soit sur l'un d'eux seulement (observations I, III, X, XII, XVII, XVIII, XXI). Terminons en disant qu'on n'a jamais signalé de paralysie consécutive à la conjonctivite diphthéritique, chose remarquable en comparaison de leur fréquence à la suite de l'angine de même nom.

CHAPITRE IV.

TRAITEMENT

La conjonctivite diphthéritique, nous l'avons vu, est à la fois une maladie locale et générale. Elle intéresse l'œil et elle intéresse la vie. Dès lors le traitement devra poursuivre un double but : sauver l'œil et sauver la vie.

La diphthérie est une maladie infectieuse. Le traitement général sera donc celui des maladies infectieuses. Nous n'avons pas à essayer de combattre le principe même du mal, que nous ne connaissons pas ; mais nos efforts devront tendre à mettre l'organisme en état de lutter contre l'influence délétère qui le menace. Et nous devrons y travailler d'autant plus que le traitement local, du moins à la première période sera par lui-même débilitant. On insistera donc sur une alimentation tonique, viande, vins, alcool, café, et comme l'appétit du malade sera généralement languisant, on cherchera dans l'arsenal thérapeutique tout ce qui pourra le relever. Le quinquina, la noix vomique ou la strychnine, et la gentiane se recommanderont spécialement à notre attention.

La diphthérie est plus particulièrement une maladie du jeune âge. Si elle atteint un enfant à la mamelle on continuera le lait de la mère ou de la nourrice; matin et soir on fera prendre à l'enfant dans de l'eau sucrée quelques gouttes de teinture de noix vomique.

On sait que le pronostic *qaoad vitam* de la diphthérie est d'autant plus désespéré que le malade est moins avancé en âge. Au-dessous de dix-huit mois, de deux ans même, il sera presque fatal.

A un âge plus avancé, nos ressources thérapeutiques et la résistance vitale du sujet seront plus grandes. On tiendra grand compte aussi pour le pronostic, du génie particulier de l'épidémie. Nous en avons vu de relativement bénignes. Dans une famille composée de neuf enfants dont l'aîné avait 15 ans, huit présentèrent des fausses membrasur le pharynx et les amygdales, trois sur le larynx (l'un mourut du croup) ; les cinq autres, et c'étaiènt les plus âgés, ne furent même pas obligés de s'aliter. Le pronostic *quoad excitatum* est plus grave chez l'adulte.

Le traitement local aura d'abord à remplir une indication absolument rigoureuse. Si un œil seul est malade, l'œil sain devra par une occlusion hermétique être mis à l'abri de la contagion.

Aux diverses méthodes d'occlusion conseillées par les auteurs, nous préférons la suivante :

Le malade étant couché sur le dos, on couvre l'œil sain d'une mince couche de ouate sur laquelle on étale avec un pinceau une couche de collodion bien neutre ; puis on applique une nouvelle couche d'ouate que l'on imbibe de la même façon, et ainsi de suite, jusqu'à ce que la protection de l'œil paraisse suffisante.

Il sera moins en notre pouvoir d'empêcher la maladie générale de se traduire sur le deuxième œil par les mêmes désordres que sur le premier. Disons cependant qu'après quelques jours le danger sera moindre, et qu'il sera permis, grâce à cette précaution, d'être dès lors à peu près rassuré sur l'avenir de l'organe resté sain.

Et à ce sujet nous nous permettrons de rappeler que l'occlusion de l'œil sain est non moins impérieusement indiquée dans tous les cas d'ophthalmie purulente, que celle-ci atteigne des nouveau-nés ou des adultes.

Sans doute ici la gravité n'est plus la même, puisque Chassaignac a pu écrire qu'il ne perdait jamais un œil par ophthalmie purulente lorsque le malade lui était confié avant la propagation de l'inflammation à la cornée. D'accord, mais on fera bien de ne pas oublier que ces succès n'étaient obtenus que grâce à des soins de toutes les heures administrés par un personnel admirablement dressé.

Nous avons donc mis à l'abri de la contagion l'œil qui jusqu'alors était resté sain. Occupons nous maintenant de l'œil malade.

Nous avons distingué dans la conjonctivite diphthéritique trois périodes. La première de formation de fausses membranes, la deuxième de suppuration et d'élimination, la troisième de cicatrisation.

1° PREMIÈRE PÉRIODE. — Le but que l'on poursuit est de ramener la conjonctivite diphthéritique à une forme purulente par laquelle elle devra passer avant de guérir. Comment pourra-t-on diminuer la dureté de l'infiltrat fibrineux et l'intensité de l'inflammation.

En première ligne se placent les déplétions sanguines locales. Les scarifications de la conjonctive devront être proscrites. Les sangsues à l'angle interne au nombre de deux à huit, répétées au besoin, suivant les forces du malade, ont l'inconvénient extrême de laisser des piqûres qui s'enflamment facilement et devienneut diphthéritiques.

De préférence nous conseillerons la saignée de la veine angulaire, qui nous donnera sur une plaie unique une quantité de sang que nous doserons à volonté.

Frictions napolitaines de 2 à 8 grammes par jour sur la face interne des bras et des cuisses.

L'application de compresses froides sur l'œil malade, d'une utilité si immédiate contre les douleurs circumorbitaires, sera remplacée par l'irrigation continue, suivant les préceptes de Chassaignac, toutes les fois que le malade sera assez raisonnable pour tolérer ce traitement. Les avantages de l'irrigation sont évidents : très-constante et graduée suivant la volonté du médecin, elle entretient la propreté de l'œil. Si le gonflement des paupières est très-considérable, on couchera dans le cul-de-sac conjonctival inférieur un drain de 2 à 3 millimètres d'épaisseur qui se continuera avec le tube de caoutchouc de l'appareil. Nous ne conseillerons pas l'eau à une température trop basse, car on ne perdra pas de vue que ce que l'on cherche, c'est de transformer le plus vite possible la surface couenneuse en une surface suppurante, et que si la réaction se fait attendre la cornée se meurt et l'œil est perdu.

Débuter avec de l'eau à 15° ou 18°, augmenter progressivement jusqu'à 30° ou 35°.

Ne nous faisons pas illusion : la plupart du temps l'organe sera perdu avant que la suppuration soit établie dans la conjonctive. La cornée perd de son éclat, l'épithélium se desquame et à l'éclairage oblique des traînées grisâtres d'abord, jaunâtres ensuite, partent de la périphérie pour envahir le centre.

Ne pouvons-nous rien tenter de plus? Le trouble de la cornée nous avertit que les moyens ordinaires ont été impuissants, et que la perforation de la cornée va se faire dans quelques heures, dans deux ou trois jours au plus tard. Il faut faire l'abrasion.

Nous n'ignorons pas que la plaie que nous allons faire autour de la cornée se couvrira d'un dépôt couenneux; nous avouerons même qu'il nous serait difficile de donner une explication satisfaisante du mode d'action de l'abrasion. Pour en avoir l'explication, il faut se rallier à une autre théorie que celle qui est acceptée par tous les auteurs, et admettre que la cornée ne meurt pas par étranglement des vaisseaux de la conjonctive et de l'épisclère comme on le prétendait généralement jusqu'ici.

Les observations du docteur Prouff, de Limoges, démontrent que la section de ces vaisseaux arrête la marche de l'abcès cornéen parti de la périphérie. Or, tel est le cas de l'infiltration que nous avons devant nous. En proposant donc de leur appliquer le traitement qui guérit l'abcès marginal grave, nous croyons tirer d'un fait bien établi une déduction légitime.

Nous avons le regret de n'apporter à l'appui de notre proposition aucun exemple. Nous osons espérer que les considérations qui précèdent amèneront quelques-uns de nos lecteurs, peut-être avant nous-mêmes, à essayer une opération que justifient amplement la gravité du mal, la nullité des autres moyens, et les succès que l'abrasion a donnés dans des cas offrant assurément avec celui-ci une certaine analogie.

Que deviendra cet œil après l'abrasion?

La plaie deviendra diphthérique, mais si notre espoir

n'est pas trompé, la cornée aura gagné une résistance plus grande et comme une certaine indépendance de vie au milieu des plaques couenneuses qui l'entourent. Celles-ci continueront leur évolution sous l'influence de l'irrigation à laquelle elles resteront soumises, et la conjonctivite diphthérique sera devenue purulente.

2° Période de suppuration. — La surface de la conjonctive s'est débarrassée peu à peu des fausses membranes qui la couvraient. L'horizon est moins sombre. Nous avons affaire à une conjonctivite purulente simple.

2 cas se présentent. La cornée est envahie, ou elle est saine.

a. La cornée est envahie totalement et dans toute son épaisseur. L'œil est perdu. Nous n'avons plus qu'une indication à remplir : calmer les douleurs et faire tomber l'inflammation, tout en essayant de prévenir des adhérences qui seraient plus tard un obstacle à la prothèse oculaire. Les irrigations froides rempliront les indications.

b. La cornée est perforée, mais elle n'est pas nécrosée dans sa totalité. Il faut essayer d'en sauver une partie qui servira plus tard à l'établissement d'une pupille artificielle. Dans ce cas comme dans le précédent on visera à modérer l'inflammation et comme dans le cas précédent encore l'irrigation froide fera les frais du traitement.

c. Enfin la cornée infiltrée partiellement n'est pas encore perforée. Tous nos efforts tendront à prévenir la perforation. On a conseillé et avec raison les paracentèses répétées de la chambre antérieure. Nous n'avons pas à louer cette pratique qui est généralement adoptée et qui compte de nombreux succès. Mais on reconnaîtra sans difficulté que bien souvent elle ne réussit pas à arrêter la fonte purulente de la cornée et plus tard la perforation et la perte de l'organe si l'infiltration est étendue. Ici encore, dans ce cas, surtout, nous préconiserons l'abrasion conjonctivale, soit totale, soit partielle et faite en face de l'abcès.

Ici ce n'est plus sur des déductions que nous nous fonderons pour préconiser le traitement. Ces cas rentrent dans ceux auxquels M. Prouff a appliqué avec succès l'abrasion conjonctivale. On nous permettra de citer ce travail publié dans un journal de médecine peu répandu à Paris.

OBSERVATION.

DE LA SECTION D'UN PETIT LAMBEAU CONJONCTIVAL EN FACE DES ULCÉRATIONS OU SUPPURATIONS CORNÉENNES GRAVES, QUI ONT LEUR POINT DE DÉPART A LA PÉRIPHÉRIE DE LA CORNÉE.

Madame veuve Th..., 50 ans (Saint-Sulpice-Laurière), vient me consulter le 8 juin 1879, pour son œil gauche. Ses douleurs péri-orbitaires sont si vives depuis une semaine, que tout sommeil est impossible. Après une évolution de dix-huit jours, la maladie présente les caractères objectifs ci-décrits :

Les paupières sont légèrement gonflées sur leur bord marginal et fermées spasmodiquement par la photophobie : les conjonctives palpébrales présentent une forte rougeur sans tuméfaction, sur le globe oculaire, un chémosis dur, résistant, parenchymateux, encadre la cornée d'un bourrelet qui a, vers la partie inférieure, une épaisseur d'un millimètre environ, s'atténue peu à peu du côté supéro-externe, et, au coin supéro-interne devient à peu près insensible.

Là où le chémosis offre sa plus grande épaisseur, à l'angle inférieur et externe, il existe une ulcération profonde de la cornée. Cette ulcération est longue de 7 à 8 millimètres, limitée du côté de la conjonctive par une courbe qui est exactement concentrique à la ligne de jonction scléro-cornéenne, mais en est distante d'environ un demi millimètre. Cet ulcère est large de 2 à 3 millimètres et assez profond pour avoir détruit les deux tiers des lames cornéennes; il revêt dans son ensemble la forme d'un croissant.

Le fond en est inégal, grisâtre, sanieux; ses bords gonflés, jaunâtres, se rattachent vers le centre de la cornée, à une traînée de pus interlamellaire qui révèle les tendances progresives de la maladie. A la partie supéro-externe une petite ulcération, arrondie en cupule, se trouve à un millimètre du bord cornéen.

En plus viennent se surajouter tous les signes d'une iritis assez violente avec synéchies nombreuses, mais sans hypopyon. Le moindre attouchement de la région ciliaire, surtout au niveau de la nécrose, est très-douloureux. La vision est presque abolie. Voici la petite opération que je fis subir à la malade.

Les paupières étant écartées par un blépharostat, je saisis le plus près possible de la cornée la conjonctive avec une pince, en face de l'ulcération, j'en soulève ainsi un petit lambeau que je sectionne et détache d'un seul coup de ciseaux, rasant de la sorte le tissu épiscléral, en face même de l'ulcère, sur une longueur égale à la longueur même de l'ulcération, et sur une largeur de deux à trois millimètres.

« Presque instantanément la névralgie péri orbitaire disparut, au bout de dix minutes, je pouvais presser un point quelconque de la région ciliaire sans déterminer la moindre douleur, et la malade toute joyeuse m'avertit que maintenant elle voit de cet œil; preuve que la stase de la lymphe et des leucocytes dont la cornée a subitement diminué, comme le montre d'ailleurs l'inspection directe. »

Je gardai la malade chez moi pendant trois heures : après quoi elle partit « ne sentant pas plus son œil gauche que son œil droit. » La photophobie même avait presque totalement disparu.

J'ordonnai un collyre à l'atropine et des lavages à l'eau de guimauve : le 16 elle revint me voir.

Les douleurs n'avaient pas reparu, la chambre antérieure était assez limpide, mais il y avait encore des adhérences de l'iris. l'ulcération était manifestement en voie de réparation dans toutes ses parties.

Depuis, je n'ai plus eu de nouvelles de cette malade. J'ai pratiqué cette petite opération dans deux autres circonstances :

1° Chez un homme de 35 ans qui offrait un ulcère profond, marginal avec infiltration purulente vers le centre de la cornée.

Les douleurs disparurent immédiatement, et la guérison fut rapide.

2° Chez une petite fille de 8 ans ; à la suite d'une pustule, placée en travers sur le bord scléro-cornéen, une ulcération s'était établie, dont les bords s'étendirent de plus en plus, en dépit de tout traitement; et une infiltration purulente consécutive avait envahi la moitié inférieure de la cornée.

On sait combien ce genre d'affection est terrible et donne souvent lieu à la perforation.

La section d'un petit lambeau conjectival, en face et le long de l'ulcère, produisit encore le résultat le plus brillant. Au bout de 24 heures, l'infiltration purulente avait diminué des trois quarts; et l'ulcération se combla promptement.

Je regrette de donner des observations un peu écourtées : néanmoins le malheur n'en est pas grand; car moi-même je suis loin d'avoir une idée exacte sur les différentes indications de cette petite opération que je propose. Ces quelques lignes ont surtout pour but de solliciter dans ce sens les recherches des confrères, qui ont à leur disposition un *matériel clinique* considérable.

Déjà en Bretagne, mon frère, le Dr M. Prouff et moi nous avons eu recours à cette petite opération dans différentes affections cornéennes ; si bien que, à défaut d'observations détaillées, le substratum reste gravé dans ma mémoire, et peut me fournir une conclusion.

Toutes les fois que la cornée à la périphérie est entamée par une ulcération grave, ou est le siége d'un abcès qui menace de s'étendre, le moyen le plus immédiatement sûr d'arrêter les progrès de la maladie est de sectionner en face une bandelette de la conjonctive proportionnelle à l'étendue des lésions.

Jusqu'ici l'intervention chirurgicale dans ces cas consistait, soit en ponctions de la chambre antérieure, soit en sclérotomie (de Wecker), soit même en iridectomie.

Dans les trois observations que je viens de publier, la ponction était indiquée.

La section d'un petit lambeau conjectival m'a donné un résultat bien supérieur. Cette petite opération mérite d'être vulgarisée pour les avantages suivants :

1° Elle a contre les douleurs une efficacité immédiate ; or, la ponction n'apporte de soulagement qu'au bout d'un quart d'heure ou davantage ; et sur le moment elle aggrave même terriblement les névralgies surtout si l'évacuation de l'humeur aqueuse se fait trop vite ;

2° Elle peut être faite par tout médecin, et est inoffensive : la ponction et la sclérotomie ne peuvent être exécutées que par quelques chirurgiens ;

3° Elle a un effet curatif souvent plus rapide et plus puissant que tout autre moyen chirurgical.

Il nous reste à examiner les cas où la conjonctivite diphthéritique a passé à la purulence sans avoir déterminé des lésions de la cornée.

Nous dirons avec regret que ces cas sont les plus rares. La statistique de la conjonctivite diphthérique est désolante. Or, presque toutes, pour ne pas dire toutes les pertes de l'œil qui suivent cette maladie surviennent dans la première période ou période pseudo-membraneuse. Nons n'entendons pas dire que dès cette période la perte de l'œil soit toujours consommée, mais bien que les lésions cornéennes qui entraîneront celle-ci sont déjà assez avancées pour déjouer nos efforts thérapeutiques. Et cependant accepterons-nous sans restriction l'optimisme de Chassaignac, partagé d'ailleurs par nos oculistes les plus compétents, Wecker et Sichel, et dirons-nous avec eux qu'une conjonctivite purulente soumise au traitement avant le début de l'infiltration cornéenne guérira sans accidents. Les faits de tous les jours nous démentiraient. Beaucoup de conjonctivites purulentes traitées, dès le début, se terminent encore par nécrose de la cornée. Que si tous les praticiens n'obtiennent pas les mêmes succès que Chassaignac, Wecker et Sichel, il est évident, ou que le traitement n'est pas le même, ou qu'il est appliqué d'une façon incomplète. Nous croyons donc utile de reproduire avec quelques détails la thérapeutique des auteurs éminents que nous venons de citer.

TRAITEMENT DE L'OPHTHALMIE PURULENTE.

Nous arrivons à la troisième période de la conjonctivite diphthérique.

Nous avons vu que dans certains cas l'infiltration diphthérique était légère, superficielle; que dans d'autres, au contraire, elle était profonde, intense.

La terminaison différente de ces deux variétés morbides légitime notre division. La 1re se terminera comme une conjonctivite purulente simple, *bien traitée*, sans cicatrices de la conjonctive; la deuxième, quoi que nous ayons pu faire, laissera après elle de larges plaques de tissu cicatriciel qui entraîneront peu à peu une déformation des paupières.

La première variété n'offre donc pas de période de cicatrisation. La sécrétion diminue peu à peu sous l'influence du traitement ; dans les derniers jours les paupières ne sont plus collées que le matin, il ne reste plus qu'un certain degré d'hypertrophie papillaire plus marqué d'habitude à l'angle externe, puis enfin l'œil reste sec, la conjonctive a repris son rôle et la guérison est complète, sans cicatrices.

Bien différente est la terminaison de la diphthérie avec infiltration *profonde*. A mesure que des bourgeons charnus s'affaissent et que l'écoulement purulent perd de son abondance, des traînées linéaires, grisâtres apparaissent à la face interne de l'une et l'autre paupière, un froncement se fait des deux côtés de chaque ligne, des creux se dessinent et la courbe naturelle des paupières se déforme.

A quoi peut être due cette différence de terminaisons ? On l'a compris déjà : la première forme permet à sa conjonctive de se reproduire ; la deuxième la détruit dans toute son épaisseur et ne laisse à la place que ce qui reste après toute plaie qui a suppuré : un tissu cicatriciel.

La cornée jusqu'ici était restée saine. Nous allons bientôt la voir se couvrir d'érosions déterminées par le frottement d'une surface inégale et rugueuse et dont la courbure ne répond plus à la sienne. Alors apparaîtront sur la cornée des vaisseaux fins d'abord et peu nombreux, puis plus gros et plus serrés et nous aurons sous les yeux toutes les variétés du pannus depuis le tenuis jusqu'au crassus, et la xérophthalmie. Ce tableau est connu ; nous ne le referons pas.

On a tous les jours occasion de le voir dans les conjonctivites granuleuses traitées par des caustiques trop puissants ou des médications plus radicales encore, et il est assez remarquable que l'inexpérience de quelques médecins aboutisse au même point que la conjonctivite diphthéritique, la plus formidable des maladies de l'œil.

Que nous reste-t-il à faire dans ces cas ? Rien, si la conjonctive est entièrement atrophiée. Une élongation de la paupière, si nous pouvons espérer modifier ainsi la courbure des tarses.

CONCLUSION

I

La conjonctivite diphthéritique a un pronostic très-grave.

II

Elle peut se terminer :

1° Par la mort, et les causes de la mort sont l'infection diphthérique, le croup, et l'épuisement et la cachexie que la suppuration prolongée de l'œil entraîne à sa suite.

2° Par la guérison avec lésions plus ou moins graves de l'œil (nécrose de la cornée, ulcérations, phthisie du globe oculaire, phlegmon de l'œil, staphylôme, leucôme).

3° Par la guérison complète, qui est très-rare.

III

Le traitement doit être général et local. L'irrigation continue et l'abrasion de la conjonctive donnent d'excellents résultats.

PARIS. — IMP. VICTOR GOUPY ET JOURDAN, 71, RUE DE RENNES.

www.ingramcontent.com/pod-product-compliance
Ingram Content Group UK Ltd.
Pitfield, Milton Keynes, MK11 3LW, UK
UKHW022101170726
13837UKWH00003B/1042

9 782329 163673